山东省中医药特色技术挖掘整理项目
齐鲁医派中医学术流派建设项目
山东省中医临床优势技术推广项目

王洪勋靶点针推疗法

孙付军　夏松强　钟　华　主编

山东大学出版社
SHANDONG UNIVERSITY PRESS
·济南·

图书在版编目(CIP)数据

王洪勋靶点针推疗法/孙付军,夏松强,钟华主编
.—济南:山东大学出版社,2023.6
ISBN 978-7-5607-7817-4

Ⅰ.①王… Ⅱ.①孙… ②夏… ③钟… Ⅲ.①针灸疗
法②推拿 Ⅳ.①R245②R244.1

中国版本图书馆 CIP 数据核字(2023)第 052753 号

策划编辑　唐　棣
责任编辑　唐　棣
封面设计　王秋忆

王洪勋靶点针推疗法

WANG HONGXUN BADIAN ZHENTUI LIAOFA

出版发行　山东大学出版社
社　　址　山东省济南市山大南路 20 号
邮政编码　250100
发行热线　(0531)88363008
经　　销　新华书店
印　　刷　东港股份有限公司
规　　格　787 毫米×1092 毫米　1/16
　　　　　12.5 印张　299 千字
版　　次　2023 年 6 月第 1 版
印　　次　2023 年 6 月第 1 次印刷
定　　价　66.00 元

《王洪勋靶点针推疗法》编委会

前　言

祖国医学是一个伟大的宝库，是千百年来我国劳动人民防病治病的智慧结晶，中华文化的一颗灿烂的明珠，为中华民族的繁衍和昌盛做出了伟大贡献。

时光荏苒，岁月穿梭，六十年前我怀着崇敬、探索的心情，走进了山东师范类最高学府——山东师范大学，1963年7月毕业后从事体育系的运动医学教学工作，并于1979年5月调至山东体育学院，从事运动医学教学工作。建院初期，学校教学条件较差，上解剖课要借用医学院的实验室，同时我国运动医学起步较晚，教材大都使用苏联教材，为此，学校领导千方百计地提高教学质量，提倡教师外出进修、拜师和自学。我当时有幸结识了山东省中医界的诸多名师，并拜师山东省著名的针灸名家臧郁文教授和推拿学专家孙承南教授，为中医的理论和技术操作打下了坚实的基础，靶点针推疗法即起源于两位老师的学术思想。经过几十年的教学和实践，靶点针推疗法已经形成了一定的规范，并经过了五代传承。后经山东省中医药研究院孙付军副研究员（第三代传承人）的研究探索和发展，结合现代医学理论发扬了针灸学的优势，删繁就简，以痛点为靶点，根据病灶解剖的结构选取穴位，加用电针和手法等，可以在短时间内缓解疼痛，恢复运动障碍，形成了针推疗法治疗运动损伤的山东模式。

靶点针推疗法传承工作于2020年开始筹建，并通过山东省中医药研究院挖掘整理，2021年申报山东省中医药特色技术挖掘整理项目及齐鲁医派中医学术流派建设项目，在技术规范化建设、传承推广工作等多方面取得了优异成绩，获得了行业内专家的认可和赞誉。

本技术的发展、传承、推广工作所取得的成绩与山东省中医药管理局、山东省中医药研究院相关领导的大力支持分不开，与传承工作室顾问组相关领导和专家的指导分不开，与以孙付军副研究员为代表的诸位传承人分不开。在此向为本技术的发展做出努力的所有人表示感谢。

王洪勋

2023年3月

目 录

第一篇 靶点针推疗法的理论体系

第一章　靶点针推疗法

第一节　"靶点针推疗法"学术体系的形成与传承

一、"靶点针推疗法"的形成

应激性损伤靶点针推特色疗法，最早追溯到山东省著名中医孙承南先生。孙老行医期间对软组织损伤有独特见解，强调"以痛为腧"的观点。王洪勋教授在与孙老学习期间，重点研究了软组织损伤的治疗，采用"以痛为腧——靶点针刺技术"效果优于普通针刺技术。

运动损伤特别是软组织损伤，其医学渊源涉及中医的经筋理论。经筋是十二经脉的附属部分，是十二经脉之气"结、聚、散、络"于筋肉、关节的体系。经筋具有联络四肢百骸、主司关节运动的作用。王洪勋教授在孙承南教授的理论基础上，结合现代解剖学，删繁就简，创造性地提出靶点针刺法。该法选穴主要以痛点为主要依据，结合解剖学人体结构特点，寻找运动损伤易损部位结构上比较薄弱的特点，从而确定取穴部位（部分为孙承南老先生口口相传），取穴简便，用穴较少，损伤部位针对性强，一般三到五次即可明显缓解甚至治愈，受到广大患者的欢迎。目前，在第三代技术传承人孙付军等人数年来的不断努力下，靶点针推疗法的诊疗工作得到了较为系统的整理。孙付军等人总结了王洪勋教授从事运动医学工作以来编写的教案数十本，查阅全国高校运动医学研究会会议汇编 30 余册、病案 6000 余例；并对该针推疗法进行了系统的理论体系挖掘，建立了常见运动性损伤疾病的诊疗规范，使得该疗法更加易于推广，同时对王洪勋教授的靶点针推疗法的传承进行系统推广应用；建立了靶点针推疗法的诊疗基地，作为技术研究推广发展平台。同时，在兰陵康美老年病医院、福全堂国医馆、典启中医馆等多个中医医疗机构设立了工作站。王洪勋教授不辞辛苦坚持一线带教，随着高层次中医人才的加入，该疗法得到了更为广泛的应用。目前，该项目已得到山东省中医药管理局中医药特色技术挖掘整理项目的支持，在医疗系统逐步推广展开。

王洪勋教授从事运动医学教学 40 余年，从事运动损伤治疗和科研 50 余年，长期研究探索"简、便、验、廉"的针推模式，经 7000 余名患者验证，有效率几乎为 100%，创建出靶点针推疗法。2021 年 10 月，"靶点针推疗法"被山东省中医药管理局定为山东省中医药继续教育项目。目前，设立了传承工作室及善生门诊作为临床观摩及传承基地，传承基地在省内主要城市下设具有诊疗资质的传承工作站 10 处，传承弟子众多，连同前师已有五代传承人。

二、运动损伤靶点针推疗法形成的历史背景

运动损伤靶点针推疗法作为中医诊疗的独立流派，是由它的创建、完善过程及所经历的特定历史时期所决定的。早在20世纪60年代末，毛主席为《人民日报》批示："赤脚医生就是好。"[①]从此出现了"一根银针治百病，一颗红心暖千家"的"赤脚医生时代"。正是这个年代，创建人王洪勋先生开始接触中医针灸按摩专业。

（一）王洪勋先生在20世纪60年代的学习工作经历

王洪勋先生出生于1939年，于1958年就读于山东体育学院体育教育五年制专科，1962年并入山东师范学院体育系学习，1963年毕业并留校任教。先生前期在大学办公室从事行政工作，负责组建资料室。1965年，参加"四清"运动，到西营乡任南营山师工作组副组长。1966年"文化大革命"开始，大学正常教学活动被迫中断（图1-1-1）。

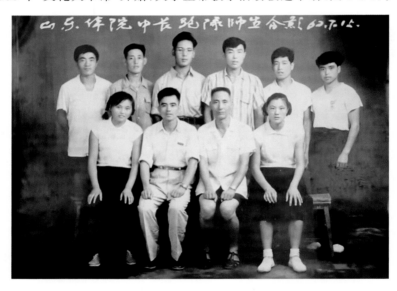

图1-1-1　后排左三为大学时代的王洪勋先生

（二）王洪勋先生早期中医传承学习经历

1972年首届山东省中学生运动会筹备期间，他调入省体委工作一年，参加运动会会务筹办工作。直到1973年山东师范学院开始招收工农兵学员，王教授申请调入到山师体育系理论组工作，开始从事体育保健（运动医学）教学工作。1978年山东体育学院开始复建，1979年5月王教授调入山东体育学院，从事运动康复保健的教学工作（图1-1-2）。

---

① 《从"赤脚医生"的成长看医学教育革命的方向——上海市的调查报告》，《人民日报》1968年9月14日。

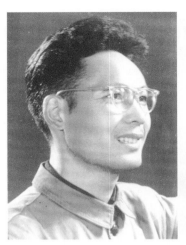
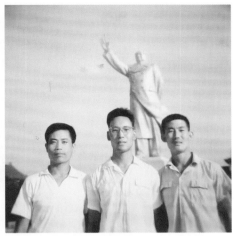

图 1-1-2　20 世纪 60 年代在大学任教时期的王洪勋先生(右侧照片中间为王洪勋先生)

　　正是这个特定的历史阶段,王教授作为新中国早期运动医学的大学生、教育工作者,通过参加"四清"运动,在广大农村接触到许多优秀的赤脚医生。这些中医世家,或公认有一定医护能力的自学成才者,靠传统的中草药和针灸等诊疗技术,在很大程度上满足了农民的医疗需求,显现出很多优于当时西医的奇特疗效,切实克服了当时农村缺医少药的艰难困境(图 1-1-3)。

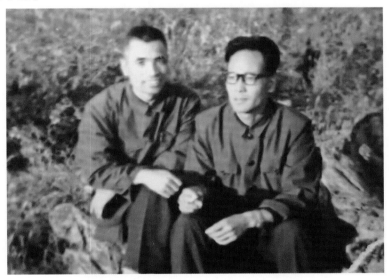

图 1-1-3　1965 年,王洪勋先生(右)在济南市西营乡参加"四清"运动

　　然而,回到校园,王教授发现,当时大学教材中介绍的运动损伤诊疗手段,多是单纯从苏联借鉴过来的西医疗法,大多是加压包扎、抬高肢体、热敷、冷敷、蜡疗等简单的手段,根本无法满足体育运动学习、训练、参赛的医疗需求。大量的运动员因为简单的运动损伤,放弃了珍贵的学习、参赛机会,甚至早早结束了运动生涯。

王洪勋先生在实践当中深刻感受到运动损伤治疗领域的落后现状,于是萌生了用中西医结合的方法创建一套适合中国国情的运动损伤中医诊疗方法的想法。为此,他到山东中医学院进修 2 年,主要学习了中药、针灸、按摩专业。当年,正是国家中医复兴的重要时期,王教授通过多方努力,分别师从山东省著名中医孙承南、张素芳、贾立惠、王国才、臧郁文等,开始了长达数十年的中医传承学习,并开始在大学教授针灸、按摩课程(图 1-1-4 至图 1-1-9)。

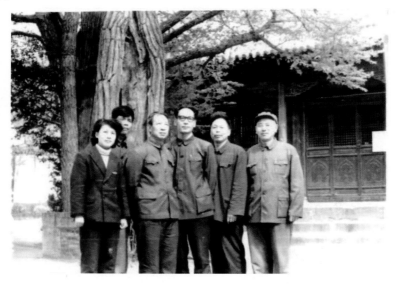

图 1-1-4 20 世纪 80 年代初,王洪勋先生陪同点穴大师贾立惠参观了灵岩寺(右二为点穴大师贾立惠,右三为王洪勋)

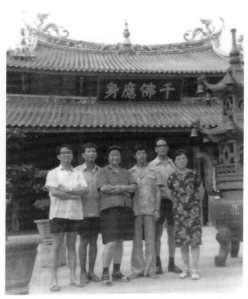

图 1-1-5 1985 年,王洪勋先生与恩师王国才合影(右二为王洪勋,左一为王国才)

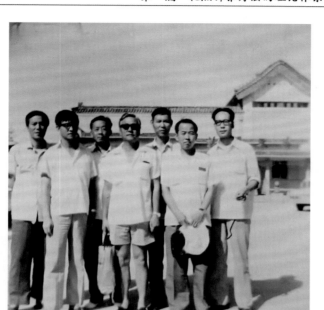

图 1-1-6　20 世纪 80 年代初,王洪勋先生与全国各院校运动医学老师开会交流(右一为王洪勋)

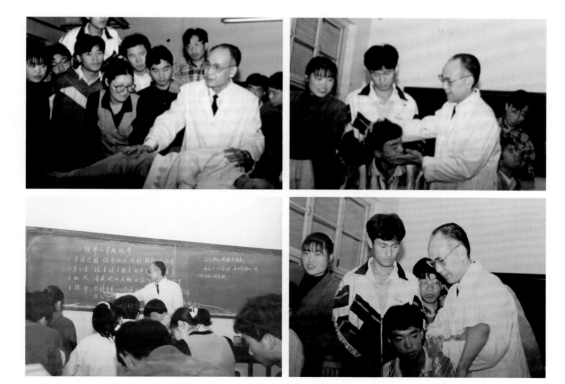

图 1-1-7　王洪勋先生在任教的山东体育学院开展中医教学、实践活动

王洪勋先生最初师从齐鲁推拿名医孙承南教授,学习中医推拿。熟练掌握推拿手法

后,他在山东省中医院推拿科实习了 3 个月。在实践中,他感到推拿治疗时间长,体力消耗大,治疗效果非常有限。所以,他师从山东省针灸科学研究所所长臧郁文学习针灸,到千佛山医院、山东省中医院针灸科实习针灸,开始了长达数十年的中医传承学习,并开始编写相关运动损伤中医诊疗的教材,开始在大学教授针灸、按摩课程。

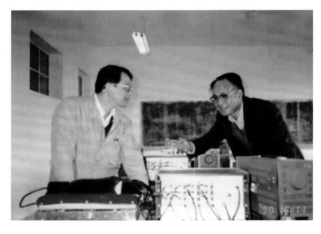

图 1-1-8　1984 年,王洪勋先生与山东中医学院王国才教授进行推拿手法和针法的研讨

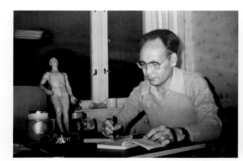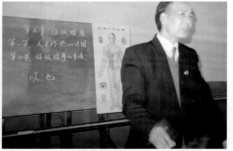

图 1-1-9　20 世纪 80 年代初,王洪勋先生编写中医运动损伤康复的大学教材并授课

三、运动损伤靶点针推疗法学术流派的形成

王教授经过多年的学习、研究、归纳、提炼、创新,形成了一套独特的运动损伤诊疗体系,并结合自己的专业,编写相关运动损伤中医诊疗的教材,有计划、有针对性地在大学教授针灸、按摩等运动损伤中医疗法课程,将医疗和教学、中西医治疗运动损伤进行了较好的融合,创立了运动损伤靶点针推疗法学术流派。

该疗法并没有首先按传统的穴位、脉络进行辨证、诊断,而是结合西医生理学、解剖学、生物化学、病理学等,来分析病因寻找病灶;结合中医经络学、筋膜学等理论,采用中医针灸、按摩技术,实施精准治疗。该疗法的思想创建,主要认识到循经取穴诊疗的范围太大,比较适合内科病治疗,并不适合应急治疗突发性的运动损伤。西医讲究病灶,中医讲究穴位,两者结合就有机会提炼出一系列快捷的针灸诊疗方法。也就是通过触诊,准确找到病灶所在的生理位置(阿是穴),根据病理结合附近相关穴位实施针灸治疗。通过多年的探索和实践,达到了理想的诊治效果(图 1-1-10)。

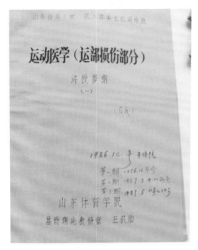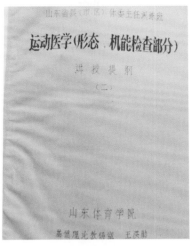

图 1-1-10　王洪勋先生部分理论成果展示

四、运动损伤靶点针推疗法的诊疗实践

在山东体育学院教学中,不少毕业生从事了教练工作,回校反映,体育生在每年高考考试前,由于高强度训练,会出现大量运动拉伤的状况,希望母校能提供场所、人员为学生提供专业康复服务。为完成学院科研、教学实践任务,满足基层学校学生运动损伤康复需求,1995 年,山东体育学院成立了"基础部运动损伤治疗实验室"。实验室设立 10 张治疗床,由时任运动医学教研室教研主任的王洪勋先生负责实验室诊疗、观摩工作,并配备了相关专业的两位老师、一位学生作为诊疗助理,常年开展运动损伤诊疗工作。2000 年,王洪勋先生退休后,常年坚持带领、指导几代学生、弟子开展运动损伤靶点疗法的研究和实践活动。据不完全记录,其共治愈运动损伤患者 6000 余人(图 1-1-11 至图 1-1-14)。

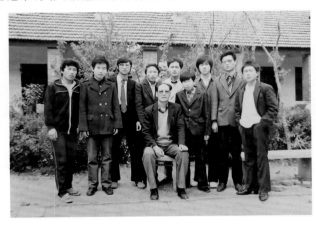

图 1-1-11　20 世纪 80 年代,王洪勋先生与济南铁路卫生学校的学生合影

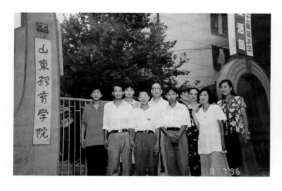

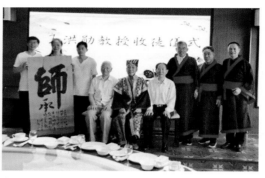

图 1-1-12　20世纪90年代,王洪勋先生与山东体院首届体育卫生专业部分学生合影(后排右三为王洪勋,其右手旁为夏松强)

图 1-1-13　近期王洪勋先生与传承弟子合影

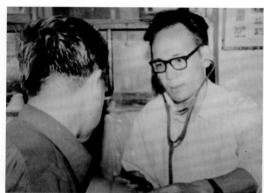

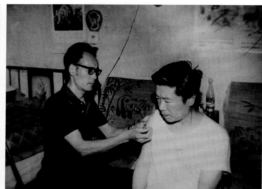

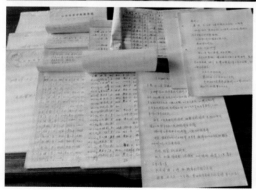

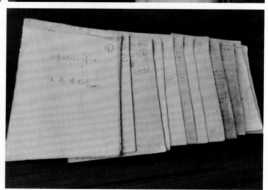

图 1-1-14　治疗6000余位患者及病案登记目录

五、运动损伤靶点针推疗法学术交流

运动损伤靶点针推疗法学术流派的成功创立,提高了运动员、运动爱好者运动损伤的治愈率,实现了缩短疗程、减少治愈成本的目标,疗效显著,受到中医针灸按摩领域专家的广泛关注。

（一）1982年，王洪勋教授参加济南市针推研讨会（图1-1-15）

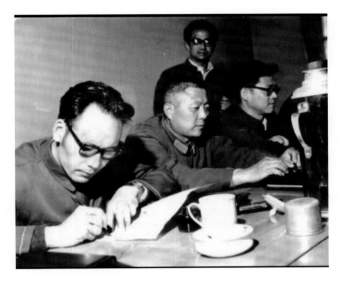

图1-1-15　王洪勋先生在针推研讨会做学术交流（左一为王洪勋）

（二）1982年，王洪勋先生参加在青岛召开的中国中医药学会推拿专业委员会腰椎间盘突出研讨会（图1-1-16）

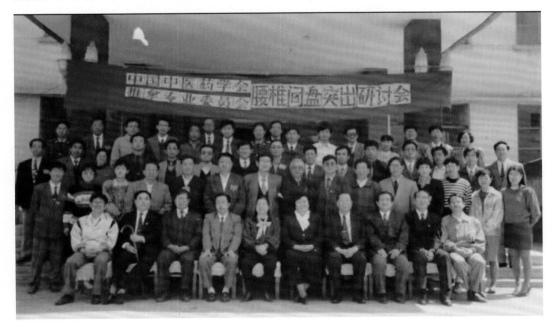

图1-1-16　中国中医药学会推拿专业委员会腰椎间盘突出研讨会（前排右一为王国才，右二为王洪勋）

（三）牵头筹建"全国高校运动医学教学研究会"

1981年7月，王洪勋先生牵头筹备组建了华东高校运动医学协作组；1985年，协作组扩大到全国范围，更名为"全国高校运动医学教学研究会"。王洪勋先生先后担任秘书长、副理事长，自1993年至今担任理事长。在他主导下，共组织年会34期，期间王先生共撰写发表论文12篇。中国体育科学学会会员、国家体委体育科研所所长陆绍中研究员，《中国运动医学杂志》编辑部主任李岳生研究员，中国运动医学学会副主任周士枋教授，日本运动医学专家日比野朔郎等国内外运动医学专家多次参会，并举行专题讲座（图1-1-17至图1-1-20）。期间，国家体委主任伍绍祖在中国体育科学学会第三届常务理事会第四次会议上高度评价道："全国高校运动医学教学研究会在我国运动医学的教学和科研方面起到了积极作用。"

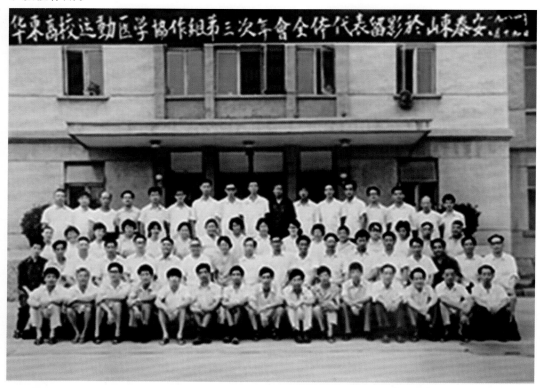

图1-1-17　华东高校运动医学协作组第三次年会（第二排右一为王洪勋先生）

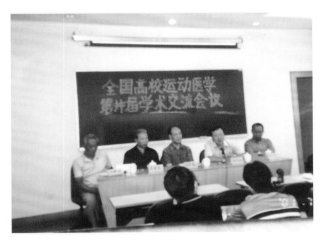

图 1-1-18　全国高校运动医学学术交流会（中间为王洪勋先生）

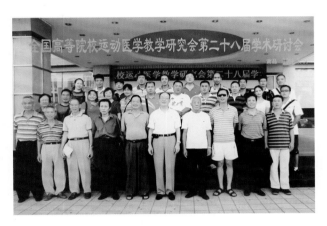

图 1-1-19　全国高校运动医学教学研究会第二十八届学术研讨会（前排右五为王洪勋先生）

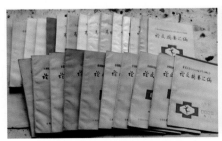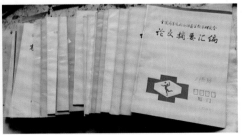

图 1-1-20　全国高校运动医学教学研究会各届年会论文汇编

（四）国际学术交流

1992 年，王洪勋先生受莫斯科市政府邀请，作为专家出国交流中医经络理论（图 1-1-21）。

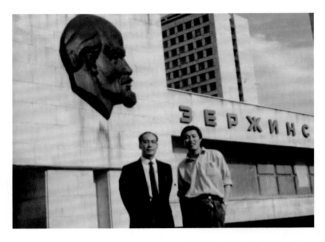

图 1-1-21　1992 年,王洪勋先生(左)在莫斯科交流中医经络理论

六、运动损伤靶点针推疗法教学及学术研究成果

由于在运动损伤诊疗领域的突出贡献和影响力,王教授于 1979 年 5 月份被调入山东体育学院,负责学院医务室、设备科的相关工作。1979 年开始本科教课,1980 年成为体育学院首批评定的八名讲师之一,1985 被聘为副教授,1993 年被授予教授职称。他历任学院职称评定委员会成员,督导组学院督导员、常务副组长;担任全国运动医学教学研究会理事长、山东推拿学会常务理事、国际华夏医药学会山东分会顾问、济南市亚健康防控协会常务副会长;曾任山东省老教授协会副秘书长、中华中医内病外治推广委员会专家组组长等职务(图 1-1-22)。

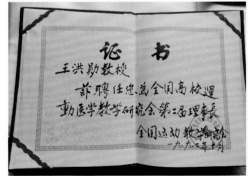
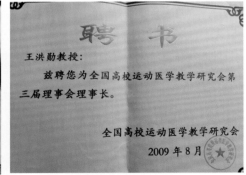

图 1-1-22　荣誉与成果

在教学之余,王教授还著有《中医入门》《针灸推拿讲义》《中医经络概说》《亚健康的预防与控制》《实用中医保健学》《中医保健学》《循时点穴并健脑按摩提高运动能力和智力的观察》《特异三针治疗软组织损伤的观察》《推拿治疗肘关节脱位的疗效及机制》等著作及论文。其简历和事迹已入选《中国当代高级专业技术人才系列词典》《中国当代医药界名人录》《世界华人精英大典》《中国名医大词典》等典籍(图 1-1-23、图 1-1-24)。

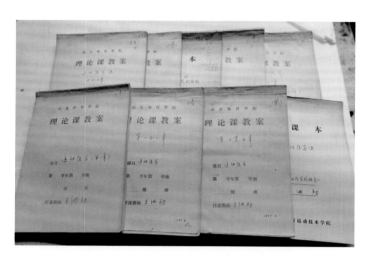

图 1-1-23　王洪勋先生历年来撰写的论文及教材

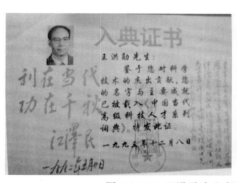
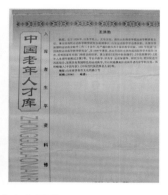

图 1-1-24　王洪勋先生部分入典证书

近年来,在党和国家复兴中医文化各项政策的支持下,耄耋之年的王老先生备受鼓舞,不辞劳苦,决心带领弟子创办"运动损伤靶点针推疗法"传承诊疗基地。在其弟子国际华夏医药学会理事方恒君先生、山东省中医药研究院副研究员孙付军先生等的鼎力支持下,"善生中医诊所"应运而生。诊所成立初始,就成功申报了山东省卫生健康委员会"2021 年度省级中医药继续教育项目",项目于 2021 年 10 月实施开展,获得了参会学员的一致好评(图 1-1-25)。

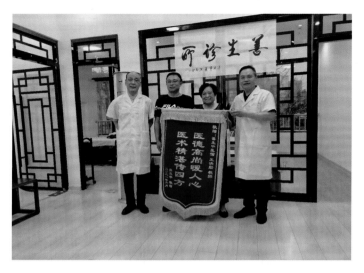

图 1-1-25　传承基地——善生中医诊所成立(左一为王洪勋,右一为传承弟子、国际华夏医药学会理事方恒君)

第二节　靶点针推疗法概述

一、靶点的概念

在伤科疾病的诊治中,不以传统经络理论为取穴指导理念,而是以探求疾病的"病根"——病因为导向,在"病因"理念的指导下寻找到的病灶点(软组织的损伤点或骨关节与神经的卡压部位),称为靶点。狭义的靶点就是软组织的损伤点,广义的靶点还包括骨关节因素引起的血管或神经卡压引起的软组织的反射点(神经反射点)。

二、靶点疗法的概念

以靶点作为主要医治点或穴位点的治疗方法称为靶点疗法。

靶点疗法适宜于临床各科的直接或间接与软组织损伤相关的一切疾病。狭义的靶点疗法最适宜于伤科疾病中的单纯软组织损伤;广义的靶点疗法适应证广泛,但其疗效的好坏取决于靶点的精准。此类"靶点"的寻找有一定的难度,要科学辨证揣穴、取穴,没有一定的医学功底不容易找到。其多数在病损的椎体旁,需要仔细按压触摸,按压后能引出患者相应部位临床症状的才是"靶点"。需要特别说明的是,一些好像是明显的单纯性损伤的患者,特别是中老年患者,也可能在压迫的前提下出现某些部位的软组织痉挛(患者往往有发紧的主观感觉),在超限或加力的情况下出现局部软组织损伤。对于这部分患者,必须双管齐下,除了按照广义的靶点取穴理念仔细寻找靶点外,还应结合推拿手法解决相应的骨关节病变。

软组织疾病与骨关节疾病互为变化,相互影响,因此靶点针刺疗法对软组织疾病医疗效果好,再配合推拿手法中的整骨类手法,就可以对伤科各类疾病都能起到"效如桴鼓"的神奇功效。

由于人是一个有机的整体,伤科疾病不是独立于疾病谱之外的,结合近些年人们对脊源性病因学的认识,很多内科、妇科、五官科等疾病都与脊柱关系密切。脊旁的夹脊穴和膀胱经内侧线上的穴位在临床诊治中都常选用,这些背俞穴对内科疾病的疗效有目共睹。

因此,靶点针刺配合着推拿正骨可以医治临床各科疾病,值得临床广泛开展。

三、靶点针推疗法的概念

对靶点施以特色针法并配合独特推拿或正骨手法的综合治疗手段,称为靶点针推疗法。

由于软组织损伤影响到临床各科,所以,靶点疗法可以广泛开展于临床所有的学科。只要精准找到靶点,通过针刺并配合推拿手法就能对软组织及骨关节疾病起到良好的医疗效果,临床适应证更广泛。当然,影响软组织及骨关节的因素是多方面的,随因而治,才能辨证论治。

四、对靶点的深入认识

靶点不一定是患者的疼痛点,不是说哪里痛那里就是靶点,靶点可能在患者没有察觉到疼痛的部位;靶点是刺激后能改变患者症状的点,或是对患者症状影响大的点。对常见的运动损伤来说,软组织的损伤点可能是靶点,也可能不是真正的靶点,真正的靶点必须是病根,即病因,也就是要找到"压痛点"的深层含义。

推拿实践中,压痛点取穴已经得到了广泛的应用。何为压痛点呢?从狭义或病变的本质上来看,它是原发病灶接受物理、化学因素刺激而产生的电信号。当受到外力压迫时,因刺激量增加,可产生更为显著的定位疼痛感觉,此即为压痛点。疼痛是组织、器官受到病理刺激而产生的电信号,其所在部位往往是病变所在部位的反应。现在的医学研究已经证实,压痛点的病理改变主要为无菌性炎症表现:炎性水肿、淋巴细胞浸润,肌纤维及肌腱的胶原纤维断裂,部分部位纤维组织异常增生、玻璃样变等,基质中钾离子、氢离子、组胺、缓激肽等介质浓度增高。

认识压痛点,不能只从字面上来理解。压痛点的"点"大小不一,可以是一个很小的痛点,也可以是较大的痛区,其大小视软组织附着处无菌性炎症病变范围的大小而定。无论是头颈背肩臂痛或腰骶臀腿痛,都不是单独由一个压痛点所引起,而常是由不少具有规律的一群压痛点的组合,它们由点成"线",由线成"面",由面成"体",构成一个立体致痛区域,即所谓"软组织病变区"。

临床上还有一种压痛点,它和上述的"压痛点"的概念有别,但也有压迫以后疼痛的特点,笔者也多将其归属于"大压痛点"的范畴,也就是"扳机点"或"激惹点"。它是指来自肌筋膜痛的敏感压痛点,可诱发整块肌肉痛,并扩散到周围或远隔部位的激惹感应痛。此反应犹如触动枪上的扳机,故称扳机点。扳机点的形成,起初是神经肌肉功能失调,继之出现组织营养不良,局部代谢增加,而血流却相对减少,结果在肌肉中产生不能控制的代谢

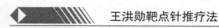

区,代谢产物中的神经激活物质使血管严重收缩,这些局部反应通过中枢或交感神经的反射作用,使肌肉束紧张,并出现感应痛区。

笔者认为在大多疾病中,在人体的一定部位都存在着显性或隐性的压痛点。这些压痛点可以是经穴,也可以是阿是穴。由于某些原因,导致了该部位较其他部位痛觉过敏或异常。

在急性损伤中压痛点较明显,一般患者都能准确指出,笔者将这种压痛点称指点性压痛点或显性压痛点。在一些慢性病变中,患者常不能指出痛点,只能指出病变的区域,经一段时间的推拿治疗后,又能明确指出疼痛的部位,笔者把这种压痛点称为非指点性压痛点或隐性压痛点。

在某一病变中,在患部可能存在着多个压痛点。在这些压痛点中,有的压痛点与该病变有着直接的关系,有的可能仅为牵涉痛的反应区域,与病变部位的相关性极少。笔者把与病变相关的压痛点称"真压痛点",与病变无关的压痛点称"假压痛点"。在临床实践中,医生应根据已掌握的医学知识、临床检查,结合患者的症状,将二者加以区分。一般来讲,在牵涉痛过敏区引起的压痛点不像病灶的压痛那么强烈且固定不变,也没有放射痛现象,往往经过数次推拿后,此点很快消失。对二者的分辨正确与否,直接影响到医生的诊断和治疗,直接影响到医疗效果。

"真压痛点"在很多疾病中,特别是软组织结构中往往就是病源所在,病变的部位。此点疼痛的程度往往与病变的进展是一致的。此点消退越快,患者康复也越快。

因此,笔者通常将躯体的病变分为三类,即软组织的病变、骨关节的病变及软组织和骨关节同时受累的病变。临症时医生只要从软组织和骨关节两方面着手辨证,就会思路清晰,诊治变得更加简单明了。

（一）单纯软组织的病变

单纯软组织的病变多见于青年人,多为急性表现,也就是靶点针推理论中常常提及的"应激性靶点损伤"。患者常常因为搬抬重物时用力不协调而发病,因此多有急性损伤史,结合患者的年龄因素,很容易诊断,"靶点"也容易探寻,急性损伤部位往往就是真正的"靶点"。

（二）单纯骨关节的病变

单纯骨关节的病变较少见,患者软组织一般都有或多或少的损伤,但相比之下,骨关节的病变症状较重。一般来讲,骨关节扭错病变经推拿手法解除后,患者症状会大大缓解,不适感顿减。本病可见于任何年龄的患者。骨关节扭错部位临近痉挛的软组织往往是真正的"靶点"。

（三）软组织与骨关节同时受累的病变

此类病变在临床上最常见,也较复杂。临症时一定要结合患者的病因、病史、临床表现、年龄以及职业等因素进行综合分析,判断二者在病变过程中所占的比例是治疗取得理想效果的有力保障。为了便于读者理解和掌握,现将软组织和骨关节同时受累的情况简单介绍如下:

1.急性病患者

（1）软组织状况较好且伴有骨关节偏歪者。此类患者年龄一般较小，推拿治疗时，应以"正骨"为其指导思想。软组织的推拿应服务于"正骨"。因此，自古就有"骨正筋合，病必除"的治疗思想。

（2）软组织状况较差且伴有骨关节偏歪者。此类患者多属于慢性病急性发作，一般年龄较大或有慢性损伤史。软组织和骨关节状况均较差，但软组织甚于骨关节。对于此类患者，医生推拿时应将治疗的重点放在"软组织"上，就是以"靶点针推"为主，不要盲目整复骨关节。运动类手法的运用目的也只是"松骨"而非"正骨"。经数次推拿，在患者软组织的功能恢复到病变前的水平，有了足够的牵拉固定效应后，才应考虑骨关节的病变，关节有偏歪的才应考虑到整复。

以软组织损伤状况出现后的数日、数周甚至是数月患者软组织损伤症状没有明显改善者，就说明其靶点往往不在病损的软组织附近，而是在其紊乱的骨关节周围。

2.慢性病患者

（1）软组织优于骨关节病变者。由于其本来就属于慢性病，因此，在治疗上应做到二者兼顾，但治疗的重点还应放在骨关节的病变上。治疗时应多运用运动关节类手法，使软组织和骨关节有较大的活动幅度。靶点多在病变骨关节及其周围的软组织附近寻找。

（2）骨关节优于软组织病变者。与上述情况相同，在二者兼顾治疗的同时，将重点放在软组织的病变上。治疗时也应多运用运动关节类手法，注意在各种运动状态下放松关节周围的软组织，使关节周围的软组织的痉挛得以缓解，关节的功能得以恢复。靶点多在累及部位的软组织附近。

对于慢性表现的患者，除了应注意纠正其不良姿态外，还应加强患部的功能锻炼，使其养成良好的养生习惯。

当然，骨关节或内脏器官的病变亦会影响到软组织，使人体一定部位也会存在着压痛点，该压痛点的恢复状况与疾病的康复往往也有很大的关联。

基于压痛点学说在临床各科的良好医疗效果，读者们可以广泛将其运用到医疗实践中，去指导临床诊断和医疗。

在推拿医疗中，能否准确、及时地发现"真压痛点"（靶点）直接影响到医疗的效果、疗程的长短。所以，对于那些"压痛点"较不清晰的慢性患者，往往需要的是及时"挖掘"其压痛点，消除压痛点，从而使疾病消除，患者康复。

"压痛点取穴"是伤科推拿、针灸临床上的一种常用取穴方法。但压痛点有"真压痛点"和"假压痛点"之别。"真压痛点"（靶点）取穴是保证疗效的关键。但临床中我们常常发现，有时候单取"真压痛点"（其实际是病症点，而非病因点）也不能取得令人满意的疗效。因为很多压痛点其实际是骨及软组织力学的爆发点，并非病因性发病灶，所以对"真压痛点"还应依力学关系辨证分析，才能查找出最有效的"靶点"，才能将"压痛点疗法"发挥出最大功效。因此，只针对"压痛点"的各式针刺治疗没有达到远期疗效，其原因大多如此。科学寻找到真正的"靶点"，才是"靶点针推疗法"取效的关键。

"辨证论治"对推拿、针灸来说就是"辨证取穴"。取穴应是依症而来，分析得出，不能光靠所谓的"经典"或典籍按图索骥。既然要分析疾病，那就需要有大量"四诊"后获取的材料。依据这些材料再进行分析取穴。这也是本书在下面的章节重点讲述"检查"章节的原因。对于临床工作者来说，如何分析其损伤发生的病因及病变机制才是临床工作及理论学习的重点。

由于人体的复杂性及受医学科学发展所限，任何一种治疗或学科都不可能完备，都是阶段性的，不断发展的，所以边破边立的医学思维模式是符合医学科学特点的。近些年，随着生物力学在病因学方面研究的深入，许多学者提出伤科类疾病都是由力学失衡造成的。力学的失衡不外乎骨和软组织力学两方面的异常。因此，靶点疗法还应结合着软组织和骨的力学关系辨证分析，选取合理的穴位、部位或靶点。

骨骼力学的改变势必会引起某些部位软组织的异常应力，导致软组织的病变，这就是"骨病及肉"，是伤科疾病的传变规律。因此，在软组织的检查方面，应尤其重视骨关节之间的异常应力状态，如脊柱的生理曲度、椎体间隙、骨盆结构以及下肢各关节形态等改变，这些都是临床上帮助医生分析力学平衡失调的依据，这也是笔者正骨治病理念的缘由。

运动轴一侧软组织力学失衡后，运动轴的相应侧及其他运动轴的力学关系必然发生改变，久之就会累及整个关节，使骨的力学关系发生改变。这就是"肉病及骨"，也就解释了肩周一侧软组织损伤后，久之成为肩周炎的原因。

因此，笔者"骨肉同治"的理念就是基于二者的相互影响而提出来的。

由上可见，"压痛点疗法"要想有效，除了对压痛点的局部施治外，针对于力学失衡组织的康复治疗尤为关键。靶点疗法中的"补针"——加强针，就是为了解决这个问题而产生的。针对压痛点和失衡组织的阳性点针刺治疗是靶点针推疗法的取穴核心。

总之，人体任何部位的损伤均应从整体上进行辨证分析，从软组织和骨关节两方面查找原因，这就是祖国医学文化强大的原因——"整体观"。骨及软组织的力学失衡及二者在失衡状态下相互之间所起的作用，是医生临床辨证的重中之重。

认识了压痛点，我们知道伤科疾病中"真压痛点"才是靶点，"假压痛点"可能就是个放射痛点或异常应力的爆发点（以软组织的损伤点表现出来，可能有红肿热痛等软组织损伤后的表现，另外还表现出此部位反复易损伤的典型特点），而非靶点，其靶点可能在骨关节，正骨才能快速解决患者的症状。这也是靶点针刺后再行推拿手法的原因：常规类手法的应用可以消肿散瘀；运动关节类手法的应用可以筋骨归位，避免软组织的异常应力，恢复软组织的功能。

五、压痛点分布的一般规律

经过大量的临床实践，结合相关的理论知识发现：人体经常活动、受刺激的部位（如肩胛骨周缘、足跟部等），肌肉的起止点比较集中的部位（如脊柱的棘突、横突等），关节的两端骨面（如肱骨内、外上髁等）都存在着压痛点。综合分析上述部位，我们会发现，很多患者的压痛点具有共性，即具有一定的规律可循。据大量的临床统计学分析发现：软组织损伤的压痛点，多发生在人体的肌肉、筋膜、韧带、肌腱的起止点及交会点，尤其是起点的部位上，即软组织在骨骼上的固定点。另外，软组织损伤的压痛点也多见于腱鞘转弯处、挤压力大的滑囊部位、神经通路沿线。因为这些起止点是人体机械应力比较集中的地方，受到的拉力大，对该部位的骨膜有较强的刺激。生长时期，该部位的骨组织生长快于其他骨面,导致肌肉附着点处变得粗糙不平、异常膨隆。这些部位就是运动系统中的骨性标志,如三角肌粗隆、髂前上棘、股骨大转子等。由于肌肉等软组织是通过肌腱、韧带附着于骨骼上的,肌腱、韧带等组织的血液循环较肌组织差,平时的动力性或静力性活动都会引起肌肉的收缩,肌腱牵拉,使骨产生运动或维持一定的姿势。若应力超常或人体各组织随着年龄的增长而发生退行性变化,都会使血运相对较差的肌腱、韧带等损伤或退变较快,因而附着点处常易发生病变。

六、人体常见的压痛点

准确寻找痛点部位及深浅,在临床诊疗中极为重要。首先,我们应了解一下痛点检查时医患双方需要注意的一些问题。痛点检查时,患者体位要舒适,检查部位宜脱衣暴露、肌肉放松;医者触诊时手法要柔和,不能粗暴,用力要由轻到重,由浅入深,分层次触诊,力度一般以不造成患者紧张性进一步加剧为宜。当深部触诊,局部的紧张性增高时,可先配合此深度内的局部放松,以降低其紧张性,从而体会痛点大小、位置及其性质。其次,医生在检查中还应注意痛点的部位、大小、数量、动与静的关系,尤其应注意痛点的最小范围、深浅度及放射感,以明确病变所在、病变性质、确定诊断和治疗方法。下面就将人体常见的压痛点的分布及一定部位的压痛点与可能发生的疾病情况逐一简述,使医者有目的地去触诊,提高自己的工作效率。

(一)头部压痛点

1.下颌支和颧弓压痛点

定位:下颌角外面的粗糙骨面是咬肌的附着处;下颌角内面的骨面是翼内肌附着处。

如果两肌附着处的软组织出现无菌性炎症病变,虽然面颊痛并不显著,但会出现自下颌底向上传导至外眼角的闪电样阵发性抽搐痛。一般每次抽搐几秒钟,抽搐时疼痛严重、极难忍受,患者往往会发出惨叫,患侧手掌牢捧痛侧脸部不放,脸部呈现痛苦面容。由于疼痛出现处多符合三叉神经分布的一些区域,因此很容易误诊为"三叉神经痛"而久治不愈。

发病原因可分为原发性和继发性两类:前者为两肌在下颌支附着处的软组织损害;后者为原发性枕项部骨骼附着的软组织损害向前,或锁骨上窝(包括肩外侧)骨骼附着的软组织损害向上(或向内上)的传导痛经久不愈,在下颌支和颧弓的肌附着处形成的继发性软组织损害。由于颧弓是咬肌上端附着处,故当闪电样抽搐痛突发时,就沿此肌循行方向向前上方传导。

因此,检查时,检查者只要用食指尖触诊下颌角的内侧骨面和外侧骨面并轻轻按压两肌附着处,就会引起患者剧烈的疼痛;然后再轻按下颌支外面和颧弓的咬肌附着处,也可引起剧痛就可确诊。

神经支配及节段:下颌神经。

2.颞肌压痛点

定位:常见在耳尖前上1寸(本书采用指寸定位法,书中"寸"为手指同身寸)至1.5寸处。

颈项痛伴有头胀、头痛者或者偏头痛患者,在该处均可找到明显压痛点,用脑过度、紧张时常在此点有压痛。

神经支配及节段:下颌神经(三叉神经)。

3.枕外隆凸压痛点

定位:枕外隆凸。

该处为项韧带在枕骨后下方的附着处。枕外隆凸外缘有一斜方肌上端的腱性组织附着,与项韧带紧密连接。

4.枕骨上项线和项平面压痛点

定位:枕骨后下方在上项线的内1/3段,是斜方肌筋面附着处;此肌的深层为头半棘肌,附着于上项线和下项线之间的项平面上;上项线外1/2段直到颞骨乳突,附着的是胸锁乳突肌上端;其下方为止于上项线直到乳突部的头夹肌。

5.枕大神经出口处压痛点

定位:该处为头半棘肌、枕大神经的出口处。

颈项酸痛者,在枕骨粗隆下一般均可见到不同程度的压痛,按压时酸痛胀麻可向上波及整个后头部。

神经支配及节段:枕大神经、C2后支。

6.颞骨乳突压痛点

定位:颞骨乳突。

乳突的前缘和外方直到上项线外1/2段,附着的是胸锁乳突肌上端。此肌的深层也是自乳突前缘和外方直到上项线外1/3段附着的头夹肌。头夹肌的深层是附着于乳突后下缘的头最长肌,但此肌附着处的损害性病变极为少见。

神经支配及节段:副神经及颈丛肌支 C2、C3。

(二)颈部压痛点

1.颈椎横突尖压痛点

定位:颞骨乳突下方一线。颈1~4横突尖为肩胛提肌上端附着处,无菌性炎症病变时可引起颈旁上方痛。颈5~7横突尖为前、中、后三斜角肌上端附着处,无菌性炎症病变时可引起颈旁下方痛。前者是产生耳部和面颊部征象的发病部位之一,后者是产生颈根部征象之一。

神经及节段:肩胛提肌由肩胛背神经 C4~6支配;前斜角肌由颈神经前支 C5~7支配;中斜角肌由颈神经前支 C2~8支配;后斜角肌由颈神经前支 C5~8支配。

2.颈椎棘突压痛点

定位:颈椎棘突。

该处主要是斜方肌中上部骨骼附着处,还有小菱形肌、上后锯肌、头夹肌、颈半棘肌、颈棘肌和棘间肌等骨骼附着处。颈椎棘突无菌性炎症病变时,会出现颈痛,并可向下传导引起背痛,向外传导引起肩臂痛,向上传导引起枕痛和诸多头脸征象。

3.颈椎板压痛点

躯干上部软组织损害时,颈椎各椎板背面的骨膜受到多裂肌和回旋肌损害的影响,也会出现无菌性炎症病变,导致颈项僵和局限痛。

4.胸锁乳突肌下端压痛点

定位:此肌上端起自颞骨乳突及项平面,下端分作两头。内侧头附着于胸骨柄上前方,外侧头附着于锁骨内段上缘。它们均为锁骨上窝软组织的组成部分之一。

当锁骨上窝软组织损害时,必伴有此肌下端骨骼附着处的无菌性炎症病变。严重病例除了出现局限痛以外,还会向上引出乳突痛或并发颞部痛、偏头痛。极其严重的单侧病例还会向下引出胸大肌痛或乳房痛,或再沿腹壁传导至大腿内侧引发吊紧抽跳感,抽跳时会出现腹壁条索物;双侧病例还会向下引出前胸痛、胸闷、呼吸不畅等前胸征象。

神经支配及节段:副神经,颈丛肌支 C2、C3。

5.前斜角肌下端压痛点

定位:第 1 肋上方的前斜角肌结节。

此肌也是锁骨上窝软组织的组成部分之一。它附着于第 1 肋骨上方的斜角肌结节。锁骨下动脉在此肌骨骼附着处后方,由前向后横行通过。膈神经在其前方,由后上方向前下方斜行通过。臂丛神经在其后方,由前上方向后下方斜行通过。因此,此肌在斜角肌结节附着处出现无菌性炎症病变时,除了有颈根外前方不适或疼痛外,还会引起上肢的血管和神经等压迫征象。

一般这种颈根痛可引起如下病变:

①向前传导,引起胸锁关节痛;与颈椎棘突旁软组织损害一样,双侧病例也常会发生吞咽不适、咽喉异物感等征象。

②与颈椎棘突旁软组织损害一样,向上传导到耳根,出现耳鸣、重听、耳根痛、耳根拉紧感;传导到面颊出现面颊痛、面颊麻感、内眼角痛、鼻翼痛或牙齿不适、牙龈水肿、牙根痛等,常被诊断为"面神经痛"或"三叉神经痛";再向上传导,与肩胛提肌的肩胛骨附着处损害一样,出现枕骨旁痛和颧弓前上方痛。

③向下传导到胸大肌部位引起前胸征象,与冈下肌肩胛骨附着处损害的向前传导一样,但严重病例还可沿同侧腹壁直到大腿前方或内侧出现传导征象。

④向侧方传导,沿上臂、前臂直到手指,与冈下肌肩胛骨附着处损害的向外传导一样,引起臂部神经刺激征象和血运障碍等临床表现,如传导痛、麻刺感、肌力减弱、肌萎缩、脉搏减弱或手指发绀、发凉、水肿等。

神经支配及节段:颈神经前支 C3、C4。

6.颈椎后关节突压痛点

定位:为多裂肌(颈 4～7)和回旋肌(颈 3～7)附着处。

此处出现无菌性炎症病变时,可导致颈项僵和局限痛。多裂肌和回旋肌是椎骨间深层的小肌肉,存在于脊柱全长。它的制约作用大于运动作用;在较大肌肉使脊柱发生大幅度的运动时,它们防止个别的椎骨过度弯曲或旋转而脱位。应该注意的是,C6～T2 后关节软组织附着处损害是颈背臂部酸胀麻痛的主要发病原因之一。

神经支配及节段:多裂肌 C3～S5 的后支支配;回旋肌受相应脊神经的后支支配。

7.颈伸肌群和颈筋膜压痛点

定位:颈伸肌群和颈筋膜在枕骨和颈椎棘突附着处。

此部位的原发性疼痛经久不愈,常会继发所属肌肉本身和颈筋膜本身的变性和挛缩,加重原有的颈部不适、酸胀、疼痛、颈扳紧、吊紧感、活动功能障碍等现象。少数单侧发病者或两侧病变轻重不等的病例,还会引起斜颈畸形。头部位置固定不动者,称为躯干上部软组织损害性稳定型斜颈;头部不停摇动或抽搐者,称为躯干上部软组织损害性阵挛型斜颈。后者的发病机制主要是与颈伸肌群的骨骼附着处及其肌肉、筋膜本身的变性挛缩有密切关系,且少数的发病原因可与下背部或腰部的背伸肌群损害的肌挛缩有联系。所以,对这两类斜颈病例,应做躯干上下部压痛点的详细检查,若发现有腰部深层肌骨骼附着处的压痛点,应一起处理治疗,体现出脊柱疾病治疗的整体观。

(三)躯干及四肢部压痛点

1.颈静脉切迹压痛点

定位:颈静脉切迹位于胸骨柄上端。

切迹的前方偏下处是胸锁乳突肌的内侧头在胸骨柄的附着处。此肌两侧的四个附着处均与颈静脉切迹十分接近。如果两肌骨骼附着处的无菌性炎症病变经久不愈,则胸骨柄上端的软组织,包括锁骨间韧带在内可继发损害性病变,就会出现局限痛。

2.胸椎棘突压痛点

定位:位于胸椎各个棘突端的侧方。

此处为斜方肌筋膜、小菱形肌、大菱形肌、上后锯肌、背半棘肌、多裂肌、回旋肌等附着处。检查时,医者用拇指尖自胸1～12的每一棘突端侧方的肌附着处顺次逐一检查,由棘突旁侧向前内方向进行滑动按压。当该处出现无菌性炎症病变时,可查得压痛点。

3.胸椎后关节压痛点

定位:该处多为多裂肌和回旋肌的附着处。

检查时,医者用拇指尖自胸1后关节开始,顺次垂直深压每一个后关节直至胸12后关节为止。当该处附着的肌腱组织出现无菌性炎症病变时,可查得压痛点。

4.胸椎板压痛点

背部软组织损害时,胸椎各椎板后面的骨膜受多裂肌和回旋肌损害的影响,也会罹患无菌性炎症病变,导致背部拉紧感、发僵和局限痛以及前胸传导等征象。

5.胸椎横突尖压痛点

定位:系横突间肌、横突棘肌等的横突附着部位。

横突间肌起于下位椎骨横突,止于上位椎骨横突。

横突棘肌的肌束起自下位椎骨的横突,斜向内上方,跨越1～6个椎骨不等,止于棘突。其由浅而深可分为三层:浅层为半棘肌,肌纤维较长而直,斜跨4～6个椎骨,位于背部和颈部(头半棘肌起于第2～7颈椎横突,向上附着于枕骨上项线以下的骨面,颈半棘肌位于头半棘肌的深侧,起于上位数个胸椎横突尖,跨越4～6个脊椎骨,止于上位数个颈椎棘突尖);中层为多裂肌,肌纤维短而略斜,斜跨2～4个椎骨;深层为回旋肌,肌纤维最短,只斜跨一个椎骨。

横突间肌和横突棘肌均受全部脊神经后支支配。

6.背伸肌群和背筋膜压痛点

定位:胸椎棘突旁侧背伸肌群附着处。

此部位的损害性疼痛经久不愈,常会继发所属肌肉和筋膜本身的变性挛缩,也会引起背部诸种不适征象。

上述的胸椎棘突压痛点、胸椎后关节压痛点、胸椎板压痛点、胸椎横突尖压痛点以及背伸肌群和背筋膜压痛点所对应的五个部位是椎管外软组织损害的好发处,往往以胸5～6、胸8～9、胸11～12椎部位最为敏感。除引出各部位的局限痛外,还会引起如下的共有征象。

①主要出现背痛、背部沉重感、吊紧感、麻木感、冷水浇背感、背挺不直等现象。每一棘突痛和棘突旁背伸肌群附着处损害的疼痛,常会沿所属肋骨向前胸传导,在其肋软骨处形成高度敏感的压痛点。常以左胸5棘突痛多见,可向左侧前胸部胸骨体外侧的第5肋软骨处传导,形成高度敏感的压痛点,常被误诊为冠心病。

②疼痛也会向胸部传导,形成心悸、期前收缩、胸闷、胸痛、呼吸不畅等诸多征象,与冈下肌、大圆肌和小圆肌以及锁骨上窝等软组织损害一样,也会引起冠心病征象。此八处软组织损害常一起发生,所以冠心病征象更为典型,且有的病例还会出现心电图检查的阳性体征。

③疼痛还可向上传导,引起颈部不适、吊紧感或枕项痛等,还能并发多种临床表现。

7.冈上肌、斜方肌上部压痛点

定位:冈上肌起于冈上窝,止于肱骨大结节。斜方肌上部起于枕外隆凸及上项线,止于锁骨外三分之一、肩峰及肩胛冈。

此部有压痛点,患侧颈部往往疼痛扳紧、侧转受限以及枕部头痛、头胀。此处轻压而痛为斜方肌起病,重压而痛为冈上肌起病。日久在风池穴处可找到明显的压痛点,同时可引起耳鸣、偏头痛、目糊、目湿、怕光,有的患者可发现一侧项背出汗。

神经支配及节段:肩胛上神经C5;副神经,颈丛肌支C3、C4。

8.斜方肌的肩胛冈-肩峰-锁骨压痛点

定位:斜方肌下外端附着处起自肩胛冈上缘,由内向外沿肩峰内缘转自锁骨外段上缘。无菌性炎症病变时,会出现肩胛沉重、不适和酸痛以及颈后外上方痛、吊紧感、颈向健侧侧屈动作受限和肩外上方疼痛加重、上举动作受累和携物乏力等征象。

神经支配及节段:副神经,颈丛肌支C3、C4。

9.肩胛骨上角压痛点

定位:肩胛上角。

提肩胛肌下端附着于肩胛骨上角,位于肩胛冈内侧上方靠近脊柱缘。无菌性炎症病变时,出现肩胛骨内上方痛,触诊可有"沙沙"声之索条结节感。疼痛严重时,可放射至同侧颈项、前额,甚至眼部,有的患者向下放射到冈下肌直到手部。双侧严重病例除上述征象以外,在坐位看书、看电影时,往往难以坚持几分钟。若征象加重,患者常需双手托住下颌,支持头部重量,以减轻疼痛。

神经支配及节段:肩胛背神经C3～5。

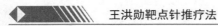
10.肩胛骨喙突压痛点

定位:肩胛骨喙突。

喙突上方是喙肩韧带和喙锁韧带的附着处;下方是喙肱肌、肱二头肌短头和胸小肌附着处。因软组织喙突附着处出现单独的原发性无菌性炎症病变引起肩前方痛者,临床上非常少见;绝大多数属同侧冈下肌、大圆肌和小圆肌肩胛骨附着处损害引起的由背面向肩前方的传导痛或上述诸肌肱骨近端附着处的继发性软组织损害性痛。

11.肩峰下压痛点

定位:肩峰下缘,也称肩峰下滑囊炎压痛点。

肩峰下滑囊又称"三角肌下滑囊",是全身最大的滑囊之一,位于肩峰、喙肩韧带和三角肌深面筋膜的下方,肩袖和肱骨大结节的上方。其压痛是因肩部的急慢性损伤,或退行性变、长期挤压和刺激产生炎症所致。炎症刺激肩峰下滑囊,从而引起以肩部疼痛、上臂外展和旋转肩关节活动受限为主症的一种病症。

12.肩胛骨脊柱缘压痛点

定位:肩胛骨的脊柱缘。

小菱形肌和大菱形肌均附着于肩胛骨脊柱缘上。前者附着于上中段,即在肩胛冈内侧的脊柱缘;后者在中下段,即肩胛冈内侧与下角之间的脊柱缘。此两肌附着处,特别是小菱形肌发生无菌性炎症病变时,多会出现上背痛。

13.冈上肌肱骨压痛点

定位:肱骨大结节。

按压时疼痛可向肩外侧放射直到手指,疼痛还可向斜方肌放射。肩部活动可不受任何方向限制,但唯独在上臂外展至 60°～120°时,可瞬间出现剧烈疼痛。此时冈上肌腱抵触肩峰,一旦超出这个幅度,疼痛消失。

14.冈上肌肩胛骨压痛点

定位:冈上肌内端附着于肩胛骨冈上窝。

此处无菌性炎症病变时,可出现肩胛骨内上方不适或酸痛,严重病例会出现患侧肩臂难以忍受的下垂沉重感。由于此肌外端附着于肱骨大结节上方(大结节嵴上部),故当肩关节自主外展到 90°时,也会加重征象和出现肩外方痛。此肌内端附着处损害性病变时,会引出颈背交接处沉重不适感或酸痛。

15.冈下肌肩胛冈压痛点

定位:冈下肌起于冈下窝,止于肱骨大结节。此肌附着于冈下窝的内侧大部分骨面,约占整个冈下窝面积的 2/3。上方附着于肩胛冈下缘,内方附着于肩胛骨脊柱缘的外缘,外方紧靠小圆肌附着处,下方界于大圆肌附着处,其上外端形成一肌腱附着于肱骨大结节后方(大结节嵴中部)。

此处发生无菌性炎症病变时,可出现肩胛不适和酸痛,常伴有肩胛骨活动异响。检查时,对冈下肌附着处做滑动按压,可查到压痛点。但冈下肌的肩胛骨附着处面积较大,故压痛点面积也较广,应仔细检查全部附着处,一般以冈下窝中央部的压痛最为敏感。

神经支配及节段:肩胛上神经 C5、C6。

16.大、小圆肌压痛点

定位:大圆肌起于肩胛骨下角背面,止于肱骨小结节嵴;小圆肌起始于冈下窝下部,止于肱骨大结节的下部。此二肌出现压痛,可向上肢放射,沿上臂后侧直至小指。

冈下肌、小圆肌和大圆肌肩胛骨附着处出现的无菌性炎症病变严重时,可继发肩胛下肌肩胛下窝附着处损害,引起下列共有征象。

①肩胛背面的软组织不适、酸痛或伴有肩关节活动异响,常因肌痉挛导致肩外展功能受限而不易上举,即所谓"肩关节周围炎"。通过对肩胛骨背面三肌附着处的压痛点行强刺激推拿解除肌痉挛后,可立即消除所有征象。如果疼痛经久不愈,则损害性病变由肌痉挛演变为肌挛缩,就形成征象严重的"冻结肩",则推拿治疗仅能减轻局限痛,而不能完全解除肩关节的功能障碍,此时行牵拉、功能锻炼或其他有效措施可收效更快。

②肩胛骨背面三肌附着处的原发性疼痛向前传导,与胸椎后侧诸肌附着处损害一样,会引起心悸、期前收缩、胸闷、胸痛、呼吸不畅等类似冠心病的征象,常误诊为"冠心病"。有些病例的前胸传导痛常误诊"肋软骨炎"。但以上诸征象均可通过压痛点强刺激推拿消除而明确诊断。

③相当多病例的肩胛骨后方的原发性疼痛向肩前方传导,可引出肩胛骨喙突部或肱二头肌长头处疼痛,局部形成高度敏感的压痛点。对肩胛骨背面三肌附着处进行压痛点强刺激推拿治疗时,会引出喙突痛和肱二头肌长头痛加剧,推拿完毕后这种肩前方痛也随之立即自行消失。

④肩胛骨背面痛还可传导至上臂,引出上臂痛、麻木等征象。

⑤疼痛继续传导至肘内侧或肘外侧,在肘关节内侧或外侧的软组织骨骼附着处可形成高度敏感的传导痛和传导性压痛点(与原发性肘关节内外侧软组织损害的临床表现完全一样)。早期病例,在肩胛骨背面三肌附着处做压痛点强刺激推拿,肘部传导痛和传导性压痛点会随之立即自行消失。如疼痛经久不愈,在肘部形成继发性无菌性炎症病变,则除了在肩胛骨背面治疗外,还需同时治疗肘部。

⑥严重病例还会引出前臂、腕、手、指的传导痛、麻木、麻刺感或麻痹、肌力减弱、握力减退、肌萎缩、脉搏减弱和手指发绀、肿胀、发凉等征象;有的患者有手指屈伸乏力、并指少力或拇指与其他指的对抗作用消失等不同情况;有的患者手指遇风即痛,即使大热天也需戴手套保护,等等。

神经支配及节段:大圆肌(肩胛下神经 C5、C6);小圆肌(腋神经 C5、C6)。

17.肩胛下肌肩胛下窝压痛点

定位:肩胛肌内端附着于肩胛骨肋面的肩胛下窝全部骨面上;外端融成一肌腱附着于肱骨小结节。

肩胛下肌内端骨骼附着处出现无菌性炎症病变时,可引起腋窝痛或并发前胸或上肢传导征象,也会影响肩外展功能。但有此敏感性压痛点者必伴有肩胛骨背面三肌附着处的敏感性压痛点群。检查时,医者令患者仰卧,患侧上肢向上外展,使肩胛骨下角旋向外方,便于检查者拇指尖向内侧深入并向后按住肩胛下窝,滑动按压时可查得压痛点。

神经支配及节段:肩胛下神经 C5、C6。

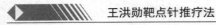

18.肩胛下肌肱骨压痛点

定位:肩胛下肌外端附着于肱骨小结节。

肩胛下肌出现无菌性炎症病变时,会引起肩前方痛和上肢传导痛。医者用拇指尖对肱骨小结节的肌附着处做滑动按压,可查得压痛点。

神经支配及节段:肩胛下神经 C5、C6。

19.大圆肌与背阔肌肱骨压痛点

定位:前者附着于肱骨前方小结节嵴,后者附着于肱骨前方结节间沟的内侧缘。

这两个附着点非常接近或相互融合,出现无菌性炎症病变时,会引起肩前方痛和上肢传导痛。

20.胸大肌锁骨前方压痛点

定位:锁骨前方。

锁骨外 1/3 段前方为三角肌附着处,锁骨内 1/2 段前方为胸大肌附着处。如果胸大肌附着处出现无菌性炎症病变,则会出现局限痛,且会向下传导引起胸大肌痛或乳房痛。

神经支配及节段:胸内侧神经 C7、T1。

21.胸大肌肱骨压痛点

定位:此肌外端附着于肱骨前方的大结节嵴。

胸大肌出现无菌性炎症病变时,会引起肩前方痛以及上肢或前胸的传导痛。

神经支配及节段:胸外侧神经 C5～T1。

22.三角肌肱骨压痛点

定位:此肌下端附着于肱骨外方接近中点的三角肌粗隆。

三角肌出现无菌性炎症病变时会引起肩外侧痛和上肢传导痛,患肢外展时局限痛明显。

23.三角肌后缘压痛点

定位:三角肌在肩部后侧的附着点,即肩峰及肩胛冈处。

此处发生疼痛时可沿着肩后向上肢后外侧放射至肘部,上肢内收活动时受限和疼痛加重。

神经支配及节段:腋神经 C5、C6。

24.肱二头肌长头压痛点

定位:肱骨大、小结节间沟内的肱二头肌腱长头部。

当上肢用力提物或握拳屈肘及上肢外展外旋时,感到受限并出现疼痛。

神经支配及节段:肌皮神经 C5～7。

25.肱二头肌短头压痛点

定位:肩胛骨的喙突。

此点疼痛则肩部、上肢外展及后伸时,可感到疼痛加剧或运动受限不适。

神经支配及节段:肌皮神经 C5～7。

26.肱三头肌长头盂下结节压痛点

定位:此肌长头附着于肩胛骨的盂下结节。

该肌附着处发生无菌性炎症病变时,可引出腋窝痛、肩关节前方痛和后方痛,也会影响肩外展功能,有时也会向下引出上肢传导征象。

神经支配及节段:桡神经 C5～T1。

27.肱三头肌外侧头肱骨压痛点

定位:此肌上端附着于肱骨后方上 1/3 段处。

肱三头肌出现无菌性炎症病变时,会引起上臂后上方痛和上肢传导痛。

神经支配及节段:桡神经 C5～T1。

28.肱骨三角肌粗隆压痛点

定位:肱骨体外侧部的三角肌粗隆。

三角肌出现无菌性炎症病变时,会引起肩外侧痛和上肢传导痛,患肩外展时,局部疼痛更加明显。

神经支配及节段:腋神经 C5～7。

29.肱骨外上髁压痛点

定位:肱骨外上髁、肱桡关节囊、肱骨外上髁附着点附近。

此处疼痛常见于经常从事单一做前臂旋转、伸屈肘关节活动的患者,肘部疼痛无力,但肘关节活动一般正常。

神经支配及节段:桡神经 C6～8。

30.肱骨内上髁压痛点

定位:肱骨内上髁及其周围。

此部位的病变,临床上称肱骨内上髁炎、高尔夫球肘、标枪肘。除了局部痛外,可沿前臂内侧向手部放射并出现酸痛。

神经支配及节段:桡神经 C5、C6,正中神经 C6、C7 及尺神经 C7、T1。

31.尺神经沟压痛点

定位:尺神经位于肱骨内上髁后方的尺神经沟内。

当屈肌群附着处的无菌性炎症病变,波及尺神经沟上覆盖的纤维鞘膜和尺神经鞘膜周围的脂肪结缔组织,其化学性刺激作用于鞘膜外周的神经末梢时,会引起局限痛和沿尺神经支配区域的传导痛;如果鞘膜因此继发了变性、挛缩,产生过强的慢性机械性压迫刺激尺神经干,则会引起尺神经前臂以下支配区域的麻木、麻痹或肌萎缩等征象。

神经支配及节段:尺神经 C7、T1。

32.尺骨鹰嘴突压痛点

定位:鹰嘴突附近的两个滑膜囊,一个位于鹰嘴突和肌腱之间,称为鹰嘴腱下囊;另一个位于皮肤与鹰嘴突和肌腱之间,称为鹰嘴皮下囊。

检查时,医者在肘关节的后面可扪及囊性肿物,质软,有波动感,压痛较轻,肘关节屈伸不利。临床上称其为尺骨鹰嘴滑囊炎、矿工肘。

33.桡骨环状韧带压痛点

定位:桡骨头及周围。

桡骨头外周被环状韧带所紧密包围。此韧带出现无菌性炎症病变时,会引起肘外侧痛。单独罹病者罕见,常与肘关节外侧软组织损害并存。

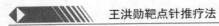

34.前臂伸肌群筋膜压痛点

前臂伸肌群主要是桡侧腕伸肌筋膜面上的脂肪结缔组织出现无菌性炎症病变时,其化学性刺激作用于神经末梢,引起前臂背侧面积较广的疼痛。

35.前臂桡侧下 1/3 处压痛点

定位:前臂桡侧下 1/3,是桡侧腕长、短伸肌腱和拇长展肌及拇短伸肌的肌腱相交处。

此处肌腱失去了腱鞘的保护,周围仅有疏松的结缔组织,故当前臂肌肉长期处在高度紧张、手部经常做持久负重运动时,可引起肌腱摩擦,严重时产生急性的大量炎性液体渗出,局部肿胀,患者握拳及放松时可感到有"沙沙"的摩擦音。

神经支配及节段:桡神经 C6～8。

36.尺骨头背侧压痛点

定位:尺骨头背侧。

该处附着的是深筋膜和部分背侧腕韧带,当出现无菌性炎症病变时,会出现尺骨头的背侧痛。

37.尺骨茎突压痛点

该处系腕关节囊和滑膜附着处,其内侧有腕尺侧副韧带加强固定。此滑膜附着处出现无菌性炎症病变时,就会引起腕尺侧痛;腕关节不能做内收动作,否则会加重征象;被动内收时更会引起剧痛。此症往往易误诊为三角关节盘破裂或三角软骨盘损伤。

38.桡骨茎突部压痛点

定位:桡骨茎突部。

此处疼痛常见于桡骨茎突部狭窄性腱鞘炎,因日久摩擦使鞘内外层增厚,鞘变狭窄,出现疼痛及功能障碍。

39.腕掌侧横韧带压痛点

腕掌侧横韧带即屈肌支持带,十分坚强,起自桡侧的大多角骨结节和舟骨结节,止于尺侧的钩骨钩和豌豆骨。此韧带与腕骨组成一腕管,将屈肌腱和正中神经约束在此管道之内。此韧带两侧骨骼附着处发生无菌性炎症病变时,会引起局限痛;如果腕掌侧横韧带本身继发变性挛缩极其严重时,则这种过强的慢性机械性刺激有可能会压迫屈肌腱和正中神经,出现功能障碍和神经压迫征象。

40.屈指肌腱腱鞘压痛点

定位:在掌指关节掌侧面的掌骨颈与掌指关节的掌侧面掌骨头附近,五指中的拇指、中指及无名指最常见。

每一掌骨头的掌侧均有一浅沟,与腱鞘组成一管道。第 1 掌骨头部的拇长屈肌肌腱和第 2～5 掌骨头部的指深浅屈肌肌腱分别由所属管道通过。此腱的纤维鞘和腱周围的滑液鞘发生无菌性炎症病变时,则会引起局限痛;如果腱鞘的纤维鞘出现变性挛缩和增厚,则会在受压部位的肌腱上形成局限性狭窄,影响手指屈伸功能,被动屈伸时会引出"咔嚓"音。临床上将此症称为手指屈肌腱鞘炎,又称"弹响指""扳机指"。本病的早期症状是手指酸痛不适,晨起症状明显,压痛显著,X 线检查多无明显异常。检查时,医者用拇指尖在掌骨头掌侧做滑动按压,可查得压痛点和摸得黄豆大小的肿块,硬度与软骨相似,为腱鞘的纤维鞘变性增厚所致。

41.豌豆骨压痛点

豌豆骨掌侧为尺侧腕屈肌附着处,当出现无菌性炎症病变时会出现局限痛。

42.第1掌骨结节压痛点

第1掌骨基底部的外侧结节系拇长展肌附着处,当出现无菌性炎症病变时,会引起腕桡侧痛和拇指运动少力,在诊断上常与桡骨茎突腱鞘炎相混淆。

43.背部胸椎棘上韧带压痛点

定位:常发生于胸5~10的棘突上。常为上肢用力所造成。

44.背部菱形肌压痛点

定位:菱形肌起于颈6、颈7和胸1~4的棘突,止于肩胛骨的脊柱缘。

常在肌腹、棘旁与肩胛骨内侧缘的起止点附近有压痛点。罹病后,上肢后伸时感疼痛加重;严重时,肩胛活动均可出现疼痛不舒,疼痛可向前胸放射,引起胸闷、呼吸不畅、深呼吸痛。

神经支配及节段:肩胛背神经C4、C5。

45.第12肋骨下缘压痛点

定位:第12肋骨下缘,腰方肌的附着点处。

疼痛向下、向外侧放射。有的病例可引起患侧腹痛、腹胀、腹直肌紧张及嗳气、胸闷。

46.腰椎棘上韧带压痛点

定位:腰椎棘上韧带,见于腰椎棘突中线。

压痛点处的韧带触摸时可感到增厚、高低不平或条索状,压痛明显而易找。

47.腰椎横突尖压痛点

定位:胸腰筋膜前层和髂腰肌附着于腰横突尖上。

当此肌附着处发生无菌性炎症病变时,会引起腰痛。一般来讲,腰横突尖痛常会并发肋弓痛、上腹部腰带样紧束感、腹部不适、腹痛、腹胀、嗳气、反酸、呃逆、食欲缺乏、胃纳不佳、习惯性便秘与慢性腹泻交替发生(常诊断为过敏性结肠炎)等。上腰段的双侧横突尖痛,可向上传导,汇集于胸11、胸12或腰1棘突部,形成传导区的棘突痛和传导性压痛点。

当检查者双拇指尖分别按压两侧腰横突尖引出疼痛时,再按压胸11、胸12或腰2棘突,则此传导区的棘突痛和传导性压痛点可自行消失。但当停止两侧腰2横突尖的按压,则此传导征象又会重演,说明两者之间也有因果关系。只有当横突尖痛经久不愈,致使上述疼痛传导区的软组织出现继发性无菌性炎症病变时,则两侧腰2横突尖按压时只能缓解传导区的部分棘突痛和压痛而不能全消。另外,腰2横突尖痛还可向前传导引起腹痛。其中有些并发腹痛病例的原发性腰痛严重,继发性腹痛较轻;有些病例的继发性腹痛严重,原发性腰痛并不突出,往往主诉仅有腹痛,但在检查时才明确腰部有高度敏感的潜性压痛点存在。这些病例常因腹痛导致肠痉挛而形成一腹部包块,触痛难忍,易误诊为腹部肿瘤或其他腹部疾患等。

48.腰椎棘突和骶正中嵴压痛点

定位:腰椎棘突和骶正中嵴。

此处主要是胸腰筋膜后层(L1~S4)、后下锯肌(T11~L2棘突)、多裂肌和回旋肌骨骼附着处。按压其无菌性炎症病变的所在部位,会引起腰痛、腰骶痛、骶尾痛。单独发病

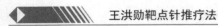

者少见,多与腰部深层肌损害并存。

49.腰椎后关节压痛点

该区为多裂肌和回旋肌附着处,当出现无菌性炎症病变时会引出与"腰部深层肌和胸腰筋膜压痛点"完全相同且更为剧烈的临床表现。腰椎后关节压痛点是腰部深层肌主要的疼痛部位,主要由后关节表面附着的多裂肌和回旋肌的无菌性炎症病变所致。

50.第 3 腰椎横突压痛点

定位:第 3 腰椎横突。

此疼痛常由胸腰筋膜损伤所致。第 3 腰椎横突常为第 12 胸神经的皮支,于骶棘肌外缘穿出腰背筋膜处,在此处胸腰筋膜损伤破裂可与皮神经、骶棘肌外缘发生不同程度的粘连而引起此症。横突损伤处存在明显压痛,同时产生患侧骶棘肌紧张,腰椎轻度侧弯,弯腰时产生疼痛、扳紧。局部按压时,疼痛可向臀部放射至臀横纹附近。

51.腰椎板和骶骨背面压痛点

腰骶部软组织损害时,L1 椎板至 S4 正中嵴的骨膜受到腰部深层肌损害的影响,均会出现无菌性炎症病变。L3～S2 为其好发部位。它是该节段腰部深层肌损害的组成部分,故除了引起腰骶痛外,还可能向上、向下或向前引起躯干上部、躯干下部或腹部等诸多并发症。

52.腰部深层肌和胸腰筋膜压痛点

骶棘肌、多裂肌、回旋肌的肌腹以及胸腰筋膜前后层的膜腹均在脊柱腰骶椎的后侧,在上述诸肌和筋膜等骨骼附着处原发性损害性病变的影响下,可使这些肌肉和筋膜本身(肌腹和膜腹)出现质变。如属单独的肌肉和筋膜的挛缩,则视其程度会出现相应的不适及其诸种临床表现。如属继发性无菌性炎症病变,就成为腰痛、腰臀痛或腰骶痛(包括典型的"放射性坐骨神经痛"或"反射性坐骨神经痛")的主要发痛点之一。L4～S2 的腰部深层肌损害性疼痛有可能向前传导,引起下腹不适、下腹痛、股内收肌群耻骨附着处痛(大腿根部痛)、男性或女性性功能减退或消失、月经失调、行经不畅、慢性阴道溃疡等;在骶骨下端的腰部深层肌损害时,疼痛也可向前传导,引起肛门或会阴不适、刺痛、麻木、麻刺感、下垂感或两者间的软组织痉挛等征象;L1～3 的腰部深层肌损害性疼痛有可能向前传导,引起肋弓痛、上腹部腰带样束紧感、腹部不适、腹痛、腹胀、嗳气、反酸、呃逆、食欲缺乏、胃纳不佳、习惯性便秘与慢性腹泻交替发生。一般 L4～S2 的腰部深层肌骨骼附着处为软组织损害性病变的好发部位,临床上较其他两处多见。

53.腹直肌和棱锥肌耻骨联合压痛点

此两肌均附着于耻骨联合包括两侧耻骨结节在内的上缘,与腹白线平行。棱锥肌为一小三角形的肌肉,位于腹直肌附着处的前方,且被腹直肌筋膜所包围。腹直肌末端腱的纤维与腹白线纤维在耻骨联合前方相互交叉,形成一细的悬吊韧带,与阴茎根部或阴蒂相联系。当两肌在耻骨联合附着处发生无菌性炎症病变时,除了引起耻骨联合部的疼痛外,还常会向上产生下腹痛、腹部或上腹部不适、食欲缺乏、胃纳不佳等征象;向下产生女性阴蒂和尿道口疼痛或不适感以及男性的阴茎根部疼痛、不适感或龟头麻(痛)感。

腹直肌和棱锥肌耻骨联合附着处的无菌性炎症病变,常与腹肌髂嵴附着处损害或大腿根部软组织损害等同时并存,决非单独发生的病症。两者的固有征象不易分清,且易被并发的腰部软组织损害的传导痛或大腿根部软组织损害的较重征象所掩盖。医者用拇指尖针对两侧耻骨联合和耻骨结节的上缘骨面两肌附着处滑动按压,可查到压痛点。

神经支配及节段:肋间神经 T5～12。

54.髂嵴压痛点

该处为腹外斜肌、腹内斜肌、腹横肌、腰方肌、背阔肌和缝匠肌的附着处。其中前三块腹肌髂嵴附着处损害是腰痛、腰臀痛或腰腿痛、第 12 胸椎病变的主要病因之一。腹外斜肌附着于髂嵴外唇,腹内斜肌附着于髂嵴中唇,腹横肌附着于髂嵴内唇。当此处出现无菌性炎症病变时,会出现疼痛。

55.髂前下棘压痛点

定位:此点为股直肌直头附着处。

当此处出现无菌性炎症病变时,会发生髋前方不适或酸痛,可传导至膝盖上方。但其固有征象常被腰臀部和大腿根部软组织损害导致的继发性髌下脂肪垫损害,或原发性髌下脂肪垫损害所并发的膝盖上方传导征象所掩盖,很难与后两者分清。

56.髂后上棘压痛点

定位:髂后上棘,在体态较瘦的人很容易摸到骨性突起;肥胖者则在凹陷处。

此点为胸腰筋膜的附着点,如有病变可有触痛,疼痛可向四周放射,可感腰痛、腰酸、无力。患者常可直接指出疼痛处,弯腰时间长时感腰部僵硬挺不直,疼痛一般不向下肢放射。

57.髂后上棘内侧缘压痛点

定位:髂后上棘内侧缘。

髂后上棘内侧缘为骶棘肌外侧缘附着点,压痛常发生于髂骨下面凹陷处。此压痛可以放射至大腿后侧及小腿外侧,似神经根压迫症状,并一定程度上影响直腿抬高,但本质上与根性压迫症状不同。

58.髂后上棘和髂骨翼外面内侧压痛点

定位:臀大肌内端上部附着于髂后上棘外缘的臀后线,中部附着于髂骨翼外面的内侧,下部附着于骶尾骨背面。

臀大肌上述三处骨骼附着部位罹患无菌性炎症病变时,会出现腰臀痛和典型的放射性坐骨神经痛或反射性坐骨神经痛。

神经支配及节段:臀下神经 L4～S2。

59.骶棘肌的髂后上棘内缘、骶正中嵴外缘、骶骨末端上缘压痛点

定位:从骶骨末端骶棘肌的附着点开始向上到骶骨及髂后上棘内缘,这片区域均可摸到压痛点。

此压痛点可向臀后中部到大腿后侧至腘窝上下放射;同时可引起脊椎侧弯及扭转,骨盆倾斜,下肢直腿抬高可受一定影响。

神经及节段:C8～L1。

60.骶棘肌下外端附着处压痛点

定位:骶棘肌和胸腰筋膜后层的下外端骨骼附着处。

起自腰三角区外缘的髂嵴,沿髂后上棘上缘与骶髂关节内侧缘直至骶骨末端。患者

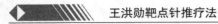

发生无菌性炎症病变时,多会出现腰痛、腰骶痛或并发与"放射性坐骨神经痛"或"反射性坐骨神经痛"征象完全一样的下肢传导痛、下肢传导性麻木、麻刺感等。

61.臀上神经压痛点

定位:在骶髂关节外缘,位于髂后下棘下方,为臀上神经进入臀大肌处。

若此神经支的周围结缔组织激发了无菌性炎症病变,会引起臀痛或并发"不典型的坐骨神经痛"。双侧臀上神经的传导痛也可向内汇集于骶尾部,与双侧坐骨大切迹压痛点向内传导痛一样,会引起骶尾痛等临床表现。

62.臀下神经压痛点

定位:位于坐骨神经梨状肌下口的外上方,也就是约在髂胫束压痛点与坐骨神经梨状肌下口压痛点连线之中点。

若此神经支的周围结缔组织继发了无菌性炎症病变,则会产生臀痛或并发"不典型的坐骨神经痛"。

63.臀上皮神经压痛点

定位:腰神经第1、2、3神经后支的内侧支是肌支,外侧支主要是皮支,在骶棘肌的外缘和髂嵴上侧穿出,越过髂嵴,分布于臀上部的皮肤,称为臀上皮神经。

臀部筋膜损伤时,常在髂嵴下2 cm左右出现疼痛区域并找到压痛点。此点压痛可向整个臀部放射或至大腿后侧中段,弯腰时可感到整个臀部拉紧疼痛,对直腿抬高稍有影响,但与根性压迫不同。

神经及节段:臀上皮神经L1～3的后支的外侧支。

64.骶尾骨背侧压痛点

定位:此处为臀大肌内端下部骨骼附着处和腰部深层肌下端腱性组织附着处。

此处罹患无菌性炎症病变会引起疼痛,但有臀大肌附着处损害者常与其内端中部的髂骨翼外面内侧附着处损害一起出现,还与其外端下部股骨臀肌粗隆附着处的无菌性炎症病变一并发生,会引起骶尾痛、臀痛或并发"不典型的坐骨神经痛";严重病例还会引起肛门会阴不适感、下垂感或疼痛,患者因之只能站立而不能久坐。

65.大腿根部压痛点(也称"股内收肌群耻骨支"和"坐骨支压痛点",其中包括闭孔外肌附着处在内)

本处压痛点包括如下分支:

(1)耻骨上支-耻骨结节-耻骨下支压痛点

定位:股内收肌群的耻骨肌附着于耻骨上支(耻骨梳),长内收肌附着于耻骨结节下方和耻骨联合处,股薄肌和短内收肌附着于耻骨下支,大收肌附着于耻骨下支直至坐骨支和坐骨结节。当出现无菌性炎症病变时,会产生:①大腿根部痛、腹股沟痛、下腹痛、痛经等。②男性、女性生殖器痛,包括双侧病例向内汇集于阴茎根部或阴蒂的传导痛、性功能减退或消失、女性性交痛、女性不孕症、肛门痛、骶尾痛、会阴不适或麻木、麻刺感、肛门和会阴下垂感、尿意感、尿频、尿急、尿潴留、大小便失禁等。③上腹部不适、腹痛、胃纳不佳等。④臀痛或并发典型或不典型放射性坐骨神经痛。⑤沿大腿内侧、膝内侧、小腿内侧、内踝或前足、踇趾的传导痛或麻木感;膝内侧的传导痛常被误诊为内侧半月板病损或鹅足肌腱炎及滑囊炎。

神经支配及节段：股神经和闭孔神经 L2～4。

（2）坐骨支-坐骨结节外侧面压痛点

定位：该处为股大收肌上端附着处。

此处发生无菌性炎症病变时，会引出臀下方痛、坐骨结节痛或并发不典型的"坐骨神经痛"，常在坐位时坐骨结节痛异常突出。传统概念常诊断"腘绳肌劳损"。所谓腘绳肌就是指股后肌中的股二头肌、半腱肌和半膜肌的总称。由于这三肌附着于坐骨结节后上方的外侧骨面上，发生该三肌附着处的损害性病变者临床上罕见。

神经支配及节段：闭孔神经 L2～4。

66.耻骨下支和坐骨支的内侧面压痛点

定位：耻骨弓。

该压痛点也称耻骨弓压痛点，该处为坐骨海绵体肌和会阴深横肌等附着处。大腿根部软组织痛的严重病例，会出现这些肌骨骼附着处的继发性损害，引起生殖器痛、女性阴道痛和性交痛等诸种征象。它们的临床表现与同侧大腿根部软组织损害向耻骨下支和坐骨支内侧面的传导痛基本一样。

67.骶髂后长韧带、臀大肌压痛点

定位：骶髂后长韧带、臀大肌的压痛可向臀中后部、大腿后侧、腘窝外侧至小腿外侧、踝外侧、足趾放射，可因疼痛使直腿抬高严重受限，压痛点可摸到结节或条状物，病程长者可出现后肢皮肤感觉下降，甚至蹰趾背伸力降低，似坐骨神经根压迫症状，临床上需加以区别诊断。

神经支配及节段：臀下神经 L4～S2。

68.髂胫束压痛点

定位：这个压痛点的部位不在髂胫束的中间部位，而是位于髂胫束与臀大肌和臀中肌筋膜三者的交界处。

查找时可取俯卧位，医者先用两手食、中指指尖分别找准左右两侧髂前上棘，并将两拇指尖分别在髂前上棘后方臀部约一横掌处点按，可查到此压痛点。当发生无菌性炎症病变时，会出现臀痛或髋关节外侧痛。

69.阔筋膜张肌压痛点

定位：阔筋膜张肌附着于髂前上棘外缘和外后方的髂翼外面。

此处发生无菌性炎症病变时，会引起髋外侧痛，久坐站起时常使征象突出；疼痛还会向下肢外侧传导，是小腿外侧痛麻的主要发病部位之一；与大腿根部软组织损害一样，患肢不能在坐位做剪脚趾甲的动作。

神经支配及节段：臀上神经 L4～S1。

70.臀中肌压痛点

定位：臀中肌起于髂骨翼外面。

在此压痛点可摸及明显的肌紧张，似有硬块状物。按压后疼痛可向臀后侧、大腿后侧、腘窝、小腿后外侧、外踝上部放射，下肢直腿抬高可受影响；小腿外侧可发生麻木，皮肤感觉减退，蹰趾背伸力可正常。临床上须与腰痛疾患引起的坐骨神经痛加以区别。

神经支配及节段：臀上神经 L4～S1。

71.臀小肌压痛点

定位:臀小肌起于髂骨翼外面。

此压痛点处于髂前上棘后1.5～2寸,疼痛可沿大腿外侧向下放射至膝部附近。临床上髋外侧、髂前上棘周围疼痛不舒,往往与臀小肌疾患有关。

神经支配及节段:臀上神经L4～S1。

阔筋膜张肌、臀小肌和臀中肌附着处的无菌性炎症病变,可引起臀痛、髋外侧痛、大腿外侧痛、典型或不典型的"放射性坐骨神经痛"或合并下肢麻木等征象,是臀痛的主要发病部位之一。一般轻症的阔筋膜张肌和臀小肌骨骼附着处的损害产生的髋外侧痛,多传导至大腿外侧的膝部为止。但重症的这种软组织损害病例,多可传导至小腿外侧和足部,引起典型的坐骨神经痛和腓总神经麻痹现象。至于臀中肌骨骼附着处的损害引起的臀痛,也可传导至大腿外侧,但在严重的坐骨大切迹后缘和中缘的此肌骨膜延伸处损害时,也会传导至小腿外侧和足部,引起典型的坐骨神经放射痛。双侧坐骨大切迹的内后缘臀中肌延伸骨膜附着处损害时,其传导痛与双侧臀大肌内端骨骼附着处损害一样,也可汇集于骶尾部,引起骶尾痛和肛门会阴部不适感、下垂感或疼痛等征象。

72.梨状肌压痛点

定位:骶骨前面(腹侧面)至大转子尖之间。

此压痛点可向臀后侧正中、大腿后侧中部、小腿后外侧至外踝、足趾放射,与根性坐骨神经痛的压迫症状相似,区别只是有无腰部症状。压痛点位置较深,要重压方可摸到紧张如硬块状的梨状肌。此症还可出现小腿外侧皮肤感觉减退、麻,踇趾背伸力减弱,严重者可出现直腿抬高阳性,下蹲时加重或出现下蹲困难。

神经支配及节段:骶丛分支S1、S2。

73.坐骨结节压痛点

定位:坐骨结节。

坐骨结节为股方肌、大收肌、股二头肌、半腱肌、半膜肌、骶结节韧带的附着点,当这些肌肉发生损伤及坐骨结节的这些附着点撕裂后,即出现疼痛。患处可摸到结节样韧带状硬块,疼痛可向臀中后部、大腿后侧、腘窝、小腿外侧至外踝放射,出现类似坐骨神经根性的症状,影响直腿抬高。由于坐骨神经干在此处紧贴这些肌肉通过,故该处病变可直接影响到坐骨神经,故应与根性坐骨神经痛的症状相鉴别。

74.股骨臀肌粗隆压痛点

定位:股骨臀肌粗隆。

臀大肌下部的外端附着于股骨臀肌粗隆。此肌的髂翼外面、骶尾骨背面的内端附着处出现无菌性炎症病变时,其外端附着处的臀肌粗隆也会出现相同的病变。除了引起局限痛外,还会并发不典型的下肢"放射痛"。

神经支配及节段:臀下神经L5～S2。

75.股骨内上髁压痛点

定位:股骨内上髁。

大收肌远端、腓肠肌内侧头、胫侧副韧带和内侧膝关节囊分别附着股骨内上髁。对大腿根部软组织损害来讲,当其向远端的传导痛形成了股骨内收肌结节附着处损害,会累及上述四个软组织附着处,继发无菌性炎症病变。但股骨内上髁部位不一定出现主诉征象,疼痛常突出于内侧膝关节间隙或其下前方部位,且压痛明显,常被误诊为内侧半月板病损、鹅足(趾)肌腱炎或滑囊炎。严重病例的疼痛有可能向下传导,引起小腿内侧痛、内踝痛、前足内侧痛或蹬趾痛,后者常误诊为痛风。

76.股骨外上髁压痛点

定位:股骨外上髁。

髂胫束远端、腓侧副韧带、腓肠肌外侧头、跖肌、腘肌和外侧膝关节囊附着于股骨外上髁。当髂胫束近端髂嵴附着处(包括其深层的髋外侧髂翼外面臀小肌等附着处)损害向远端的传导痛形成了股骨外上髁软组织附着处损害,会累及上述软组织附着处,继发无菌性炎症病变。与股骨内上髁压痛点的描述类同,外上髁附着处多无主诉征象,疼痛也突出于外侧膝关节间隙,压痛明显,常被误诊为外侧半月板病损。严重病例的疼痛也可向下传导,引起小腿外侧痛、外踝痛、足前外侧痛或小趾痛。

77.内收肌群压痛点

定位:大腿内侧。

内收肌群包括耻骨肌、股薄肌、长收肌、短收肌、大收肌。此点有压痛可向大腿内侧放射至膝关节内上侧,展髋分腿受限并疼痛,"4"字试验活动受限和疼痛出现,大腿内侧肌群可找到肌紧张及压痛。内收肌群若症状日久,女性患者常出现白带增多、小腹痛、月经不调、尿频等妇科症状,男性患者可有阳痿、早泄、遗精等症。分腿站立工作、分腿弯腰体位的人日久最容易患此内收肌群疾病。

78.股外侧皮神经出口处压痛点

定位:压痛点常在患侧髂前上棘的直下1~2寸处寻到。

股外侧皮神经为感觉神经,起源于L2、L3脊神经后根。自腰大肌外缘伸出后,该神经越过髂肌深面至髂前上棘并在其内侧通过腹股沟韧带下方达股部,然后沿缝匠肌的外侧下行,距髂前上棘5~10 cm处穿出大腿阔筋膜,并分成前支、后支至股前外侧皮肤。该处出现压痛及病变时,可见患侧的大腿前侧面有疼痛、麻木、烧灼及捆束感,疲劳、受寒、行走过多、久立可使症状加重,日久在大腿前侧面出现感觉减退。

神经支配及节段:腰脊神经L2、L3。

79.膝关节内侧或外侧间隙压痛点

定位:膝关节内外两侧半月板体。

由于软骨组织内不具有感觉神经末梢,即使出现病损也是不可能引起疼痛的。只有当与半月板内外缘紧密连接的滑膜附着处出现无菌性炎症病变,才会引出膝关节内侧或外侧间隙的疼痛。

80.髌下脂肪垫压痛点

定位:位于髌韧带之后。

膝关节的滑膜在髌骨下方两侧向后突,形成皱襞,其内夹有脂肪组织即为脂肪垫。劳损、外伤后脂肪垫可出现压痛点。此点压痛可沿胫骨前外侧向足背放射,有的患者疼痛可向腘窝放射,沿小腿后部肌肉至跟部,膝关节活动无力,上下楼梯及跨高时症状加重,在临床上许多半月板损伤、髌韧带劳损及髌上滑囊炎等膝部损伤时,常伴有髌下脂肪垫劳损。

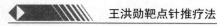

81.髌韧带压痛点

定位:髌尖部位。

髌韧带起始于髌骨下缘,止于胫骨粗隆。当膝关节撞地外伤及劳损时,髌韧带常可发生急慢性损伤而出现压痛,压痛点多见于髌骨下缘的髌尖部位。当出现损伤时,患者屈膝到伸直时感疼痛无力,平地行走可无明显症状,但上下坡、上下楼梯时,腿部用力可出现突发性的疼痛,霎时感疼痛无力而导致跌倒,为常见的膝关节慢性损伤的一种症状。

82.髌上滑囊压痛点

定位:髌骨髌底的上缘。

髌上滑囊位于股四头肌下部之后和股骨之前面,与膝关节相通,其滑膜细胞分泌滑液,滑利关节和滋养关节软骨。临床上,外伤、劳损可致滑膜充血甚至出血,出现肿胀,日久产生滑膜增厚、粘连、股四头肌萎缩。膝关节在主动极度伸直时出现疼痛。当发生肿胀时,可出现浮髌试验阳性,在髌骨的上缘有压痛点。

83.髌尖粗面压痛点

定位:髌下脂肪垫前上缘附着于整个髌尖粗面,涉及髌骨的下 1/2 段边缘;其后上缘附着于髌尖粗面的翼状皱襞外侧面。

髌下脂肪垫发生无菌性炎症病变时,可引出膝盖下方痛。医者向下推移髌骨时,常发现髌骨上方软组织也会出现剧烈的压痛。当松解髌下脂肪垫后,此压痛不再出现。由此可知,这种髌上的压痛乃是髌尖粗面压痛点向上传导所致。

少数病例的膝盖痛并不突出,仅表现有腘窝痛或小腿肚、跟腱、跟骨或跟底部疼痛。膝前痛常有可能向前上方传导,引起股四头肌不适、酸胀感;还可向前下方传导,引起沿胫骨前方直至足背和第2~4趾背面不适、酸痛、麻木、麻刺感,可致个别病例的足趾活动受累。但多数病例的膝盖痛向后方传导,引起腘窝不适、肿胀、酸痛、吊紧感等而影响行走。腘窝征象又常向后上方和后下方传导,前者引起大腿后方酸胀不适,后者引起腓肠肌酸胀不适、吊紧感、跟腱痛、后跟痛、跟底痛等。髌下脂肪垫无菌性炎症的发病原因与股骨内外上髁软组织损害一样也分原发性和继发性两种。前者为脂肪垫髌尖粗面附着处因急性损伤后遗或慢性劳损形成的原发性无菌性炎症病变所致;后者为髋外侧阔筋膜张肌、臀中肌和臀小肌髂骨翼外面附着处损害之原发性疼痛,向外下方传导引起的膝外侧痛,结合大腿根部软组织耻骨附着处损害的原发性疼痛,向内下方传导引起的膝内侧痛,两者汇集于膝前下方的髌下脂肪垫上,继发单一膝前下方痛,日久形成髌尖粗面脂肪垫附着处的继发性无菌性炎症病变之故。

84.膝关节内侧副韧带压痛点

定位:股骨内上髁至胫骨内侧髁。

膝关节内侧副韧带的深面与半月板相连,其主要作用是加强膝关节侧面的稳定性。内侧副韧带可因小腿突然外翻或重物直接致膝外伤而产生不同程度的撕裂而发病,严重者内侧副韧带可发现肿胀压痛,膝关节因疼痛而屈伸不利,行走困难。

85.胫骨粗隆软骨炎压痛点

定位:胫骨粗隆。

此症常见于青少年患者,胫骨粗隆是髌韧带的应力点,受力大,如果过度的剧烈活动或该处外伤,可使该点韧带充血水肿,也可因胫骨粗隆未发育完全,产生成骨细胞增生现象。患者主诉局部酸痛,该处有较明显的增大与压痛存在。X线片可见胫骨粗隆处有钙化现象,甚至有碎裂骨片。

86.胫骨骨干内侧或外侧压痛点

胫骨骨干内侧骨面附着的全是骨膜;胫骨骨干外侧上 1/3 段骨面附着的有胫骨前肌,下 2/3 段骨面附着的为骨膜;胫骨骨干的骨间缘通过附着的骨间膜与腓骨干内侧的骨间缘相连接。如果这些软组织附着处出现无菌性炎症病变,则与股骨干内侧或外侧软组织损害相同,也会出现小腿内侧或外侧的痛、麻或奇冷感。

87.腓骨骨干内侧或外侧压痛点

腓骨骨干内侧的骨间缘有骨间膜附着,通过此膜与胫骨骨干外侧的骨间缘相连;腓骨骨干内侧骨面中间偏下段有姆长伸肌附着,其上段和下段骨面各附于骨膜;腓骨骨干外侧骨面有趾长伸肌、腓骨长肌和腓骨短肌附着,下 1/4 段骨面为骨膜。如果这些软组织附着处出现无菌性炎症病变,则在小腿外侧会出现与胫骨内侧或外侧相同的压痛点和痛、麻或冷感,也多属腰臀部和大腿根部软组织损害所继发的传导征象。

88.踝前关节囊压痛点

胫骨下关节面前方和腓骨外踝关节面前方的踝关节囊附着处出现无菌性病变时,会引起踝前痛。检查时,医者用拇指尖自内踝起,沿胫骨下关节面上方直至腓骨外踝关节面的关节囊附着处滑动按压,可查得压痛点。

89.内踝后下方压痛点

胫骨后肌肌腱在胫骨内踝沟的腱鞘中通过,其外侧被分裂韧带所包围。若此韧带与腱鞘骨骼附着处因急性损伤后遗或慢性劳损而形成无菌性炎症病变,可发生内踝后下方痛,成为原发性内踝后下方软组织损害。若因股内收肌群上端或下端骨骼附着处损害的传导痛经久不愈,继发内踝后下方软组织无菌性炎症病变者,称为继发性内踝后下方软组织损害。疼痛可向下传导,引起跟骨内侧痛;向前传导,引起前足内侧、跟底内侧和姆趾的痛、麻等而影响行走。

90.外踝后下方压痛点

定位:腓骨长肌和腓骨短肌在腓骨外踝后下方的总腱鞘中通过,其外侧被腓骨肌上、下支持带所包围。

若此支持带和总腱鞘骨骼附着处,因急性损伤后遗或慢性劳损而形成无菌性炎症病变,可发生外踝后下方痛,称为原发性外踝后下方软组织损害。若因腰臀部软组织骨骼附着处损害的传导痛经久不愈,继发外踝后下方软组织无菌性炎症病变者,称为继发性外踝后下方软组织损害。疼痛可向下传导,引起跟骨外侧痛;还会继续向前,导致足外侧、足背、足底外侧和小趾的传导,引起继发性痛、麻感,影响行走。

内踝后下方与外踝后下方软组织损害同时并存时,两者向下的传导痛可汇集于跟骨底中央部,就会引起跟底痛。这与髌下脂肪垫损害向跟底的传导痛一样,临床上常因 X 线提示的骨质增生误诊为跟骨骨刺痛。

91.踝关节外侧副韧带压痛点

定位:外踝下附近。

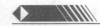

踝关节外侧副韧带由距腓韧带和跟腓韧带组成,常因步行高低不平之地或跑、跳不慎使足踝内翻,造成外侧副韧带的损伤与撕裂。损伤后在外踝下可见肿胀疼痛,损伤处可找到明显压痛点。

92.踝关节内侧副韧带压痛点

定位:内踝下附近。

踝关节内侧副韧带也称"三角韧带",常因跑、跳或从高处坠地而不慎扭伤。损伤后在内踝下缘可见明显压痛点出现,严重者局部可出现肿胀,行走不利。

93.踝部腱鞘炎压痛点

定位:踝关节前面的胫骨前肌与趾长伸肌腱鞘。

因为这些肌腱均被束缚在狭窄的骨与韧带的隧道内,一旦踝关节外伤或活动频繁则可发生水肿等炎性反应,在足踝前面可找到肿胀及压痛点,患者常感踝关节酸胀疼痛、乏力易疲。

94.跗骨窦压痛点

定位:跗骨窦。

在踝关节外下前方的跗骨窦有一块脂肪垫,附着于窦周围的骨骼和韧带上。当发生无菌性炎症病变时,会出现踝下前方痛或并发足背痛,影响行走。重症病例常合并外踝后下方软组织损害,逐渐发展成痉挛性平跖足。检查时,医者用拇指尖端针对跗骨窦脂肪垫并向窦壁周围做深入滑动按压,可找到压痛点。

95.足舟骨粗隆压痛点

定位:足舟骨粗隆。

胫骨后肌附着于足舟骨粗隆,若该肌附着处出现无菌性炎症病变,会发生疼痛,称为原发性胫骨后肌足舟骨粗隆附着处损害。若系内踝后下方软组织损害在足舟骨粗隆的传导痛,则在内踝沟点压,会引出剧痛而使足舟骨粗隆压痛消失;如果这种传导痛经久不愈,局部形成了无菌性炎症病变,称为继发性胫骨后肌足舟骨粗隆附着处损害。检查时,用拇指尖针对足舟骨粗隆的胫骨后肌附着处做滑动按压,可查得压痛点。

96.跖骨干内外侧压痛点

定位:第1跖骨内侧和第5跖骨外侧。

第1跖骨内侧和第5跖骨外侧附着的是骨膜,第2～4跖骨的内外侧附着的是骨间背侧肌。这些软组织附着处发生无菌性炎症病变的机会不多,一般与股骨干内侧或外侧软组织损害和胫骨干内侧或外侧软组织损害同时发生,也会引起足前的痛、麻或奇冷感。

97.跟骨后滑囊炎压痛点

定位:跟腱的深部,跟腱和跟骨后缘之间。

此症常因跟腱的直接撞击伤或行走过度而形成滑囊炎症,出现肿胀、疼痛,影响行、跳、跑,在局部可找到明显的压痛点及肿胀。

98.跟腱后滑囊炎压痛点

定位:处于皮肤与跟腱之间。

患者可因过度行走、跑、跳以及穿紧而硬帮的皮鞋而发病。由于牵拉及挤压使滑囊肿胀产生炎性反应,跟腱两侧膨隆,局部有波动感,该处可有明显压痛和红肿现象出现。

99.跟底压痛点

定位:跟底。

该处也为跖腱膜的跟骨附着处。有跟底痛者多伴有跖腱膜跟骨附着处的骨赘(俗称"跟骨骨刺痛")。传统概念认为跟底痛是由这种骨赘所引起,这主要是由于该压痛部位与骨赘部位同在跟底处,并有 X 线片提供理论依据。

近些年有些学者提出:跟底痛实属髌下脂肪垫损害向后向下的传导痛或内外踝后下方软组织损害向下的传导痛汇集于跟底部的临床表现。二者具体的鉴别检查方法如下:检查时,医者可令助手先用拇指尖按压跟底,引出剧痛后保持压力不变,然后医者用拇指尖按压髌尖粗面引出剧烈的髌下脂肪垫痛而使跟底压痛立即消失,则说明跟底压痛点是由髌下脂肪垫损伤所引起;若上述方法无效,则医者改用双拇指尖分别按压内踝沟和外踝后下方总腱鞘引出剧烈的踝痛,就可使跟底的压痛立即消失,则说明跟底压痛点是由踝部软组织损害所引起。

若跟底疼痛与二者没有明显的关系,可能就是跟底的局部病变所引起。因此,临床上要仔细检查,详查病因。

100.跖筋膜炎压痛点

定位:跟底前方。

跖筋膜炎可因久立、长期疲劳行走而发病,多见于肥胖过度者和中老年人,主要是跖筋膜由于负荷过重和发生退变造成,使其在跟骨的附着点处产生损伤性炎症,出现疼痛症状。该处压痛点与跟骨骨刺压痛点相近,二者常需做 X 线检查加以区别。

101.脂肪垫压痛点

定位:跟底中部。

整个足跟部均有较厚的脂肪垫覆盖,出现脂肪垫疼痛,一般多见于中老年以及病后体弱、大病初愈的患者。患者行走、久立时感疼痛出现,休息后症状减轻或消失,跟部压痛范围较大,但以足跟底中部为甚。

102.跖神经损伤压痛点

定位:足背部。

跖神经损伤所引起的足背痛,也称"跖痛症",是因跖神经的趾间分支发生局部性退变及其周围纤维结缔组织增生、劳损而出现足背及足底前部疼痛。常可因跖骨骨折后遗症、长期久立、久行及足背外伤所致,患者在行走、站立或穿过紧的硬鞋而使疼痛加重,一般在足背发病,可在跖骨头间及足底部找到压痛点,常以第 3、4 跖骨头间发病最为多见。

七、压痛点与相关疾病

本节所述的压痛点多存在于非正常机体上,多与疾病有关。以上部位多属机体的"易损件",若出现异常压痛,可能就预示该部位有相关疾患。这些"易损件"是推拿保健及医疗的重点部位,应引起医患双方的重视。

一般来讲,长期的软组织的病变必然会引起骨组织的受力平衡失调,骨组织出现代偿性变化,长久的代偿性变化改变了原来骨组织的应力状况,随着软组织病变的加剧,也会逐渐导致失偿性变化,使软组织的退变更快,出现恶性循环。

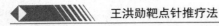

急慢性的骨组织病变,久之也会影响相应的软组织,从而又加剧了骨组织的变化,又会出现上述的恶性循环。

当然,骨组织的变化还会影响周围的血管及神经甚至周围的器官,导致内脏器官的病变。所以,正确认识压痛点在人体上的意义,对于临床各科的诊治至关重要。下面就将人体主要部位的压痛点与临床可能发生的疾病概述如下:

(一)颈部压痛点

颈部一般的浅层压痛点多系棘间韧带、棘上韧带或浅筋膜之疾患:
(1)斜方肌中部压痛:常为落枕,并伴有肌紧张。
(2)颞骨乳突下压痛点:常为寰枕关节异常。
(3)棘突旁压痛点:常为颈椎病、颈椎间盘、颈椎小关节紊乱等症。
(4)颈后三角区压痛点:常为前斜角肌综合征等。
(5)颈背部广泛压痛点:常为颈背肌纤维组织炎。

(二)肩部压痛点

(1)结节间沟内压痛点:可能为肱二头肌腱腱鞘炎。
(2)肩峰下、肱骨大结节尖端压痛:可能为冈上肌损伤或肩关节周围炎。
(3)肩峰前下方压痛:可能为肩胛下肌损伤。
(4)大结节后下方压痛:可能为冈下肌或小圆肌损伤。

(三)腰背部压痛点

(1)脊肋角压痛:第12肋骨与骶棘肌外缘交点处压痛,可能为泌尿系统疾患、腰1横突骨折。
(2)棘突上压痛:可能为棘上韧带损伤、棘突滑囊炎或棘突骨折。若棘上韧带损伤,其压痛一般较浅在,手指轻压之即疼痛。
(3)棘突间压痛:可能为棘间韧带损伤。在俯卧位腰椎棘突相互靠拢,检查棘间韧带有一定的困难,可放一高枕于腹下,或嘱患者站在床边,腹部垫一高枕,使背腰部后凸,棘突如扇形展开,以便检查。
(4)棘突旁压痛:可能为腰椎后关节错位,常伴有棘突侧偏。腰椎棘突下旁1~1.5 cm处压痛,可能为腰椎间盘突出症。
(5)第3腰椎横突部压痛:可能为第3腰椎横突综合征,并可触及条索样硬块。
(6)髂后上棘压痛:可能为骶髂关节炎或骶髂关节半脱位。若骶髂关节半脱位,两侧髂后上棘常不等高。
(7)腰背部压痛:骶棘肌两侧局限性或散在压痛,常见于腰肌急性扭伤或劳损。
(8)骶尾交界处压痛:可能是骶尾部挫伤、韧带损伤或骨折、脱位。
(9)腰5骶1棘间压痛:可能是腰骶关节劳损、游离棘突、钩状棘突、杵臼棘突等。

(四)膝部压痛点

(1)髌骨压痛:可能为髌骨损伤。

（2）膝眼压痛：可能为膝关节炎。若两膝眼及髌韧带深部皆有压痛，可能为髌下脂肪垫损伤或炎症。

（3）膝两侧关节间隙压痛：可能为半月板破裂。

（4）股骨内、外上髁或胫骨内、外侧髁侧方处压痛：可能为侧副韧带损伤。

（5）胫骨粗隆处压痛：可能为胫骨粗隆骨骺炎。

八、压痛点推拿

在机体组织损伤中，压痛点往往是病灶所在，"真压痛点"（靶点）是一个十分重要的致病因素，尽快而又准确地消除"真压痛点"在推拿治疗中是十分关键的。所以，压痛点推拿疗法首先要求推拿师能找出所有压痛点，其次，区别压痛点的真伪，找到真性痛及病灶所在点。值得注意的是，压痛点在皮肤的表面只是深在病灶的投影点，我们必须认清压痛点的"立体"结构，即病灶的深浅、层次，使推拿的力度能达到病变的位置，才能真正消除压痛点，解除疼痛。

体表上的压痛点就像金字塔的塔尖，其病变的部位就是整个塔体，塔体的高度就是病变部位的深度，塔体的体积就是病变的范围。正确认识压痛点的立体构造对于我们的临床有着重要的指导意义。

（一）机制

压痛点取穴的治疗机制是建立在软组织损害的发病机制和病变过程的基础上的。因此，了解了软组织的发病机制和病变过程就很容易了解压痛点取穴的机制："以因痛增痉（挛），痉则不松，不松（更挛）增痛"为基础，压痛点强刺激推拿治疗的设想是从这种发病机制和病理发展过程来考虑的。在人体病变软组织的压痛点（区）上，通过适度的机械性按摩刺激，对神经末梢与其周围的无菌性炎症组织起到间接的松解作用，从而阻断了疼痛的传导，促使肌痉挛随之放松，起到"去痛致松、以松治痛"的治疗作用。

具体的机制是建立在神经反射的基础上的，是通过兴奋过程与抑制过程的调节来实现的。中枢抑制过程产生的部位主要在突触，故中枢抑制实际上就是突触抑制。一般将突触抑制分为两种：突触后抑制和突触前抑制。在中枢内突触前抑制广泛存在，尤其发生在各级感觉传入途径中。突触前抑制对调节感觉传入有重要作用。同时，也直接影响着传出效应。

"中枢说"认为："中枢神经内存在痛觉中枢，及与镇痛有关的结构，及对各种痛觉信息进行整合、加工的调制系统。在推拿刺激信息和痛觉信息经传入神经进入脊髓后，在中枢神经各级水平通过一定的神经、体液和痛觉调制系统的整合加工，使疼痛性质发生变化，使疼痛刺激引起的感觉和反应受到抑制，从而起到镇痛作用。"这种镇痛信息对传出效应发生作用，使效应器也发生生理功能的改变，如痉挛紧张的肌肉得以缓解，关节的灵活性得以提高，因而产生了良好的推拿效果。这也是笔者认为的压痛点取穴的机制。

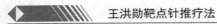

（二）意义

1.消除原发病灶

压痛点推拿可以消除组织损伤的原发病灶,解除局部软组织的疼痛,阻止由于压痛点（病变灶）所引起的一系列病理反应,如肌肉痉挛等的发生,从而恢复肢体的运动功能。

2.恢复局部损伤

压痛点推拿可以恢复和保护局部由于损伤而导致的神经病理改变,消除肿胀等一系列炎性反应,防止炎性物质对神经的刺激及软组织粘连的形成。

3.改善血液循环

压痛点推拿可以改善局部的血液循环,促进损伤组织的修复。

（三）治疗须知

临床上,将压痛点部位肌肉组织的劳损,按损伤程度分为三期,即初期、中期、后期。由于各期的病理特点不同,治疗的效果也差别较大。

（1）初期:急性损伤期或慢性劳损时间不长,肌肉软组织未变性,处于痉挛期,所占数量少。

（2）中期:劳损比较重,时间较长,肌肉软组织轻微变性,所占数量大。

（3）后期:劳损严重,时间长,肌肉软组织变性严重,所占数量少。

一般来讲,肌肉软组织劳损在初期、中期阶段靶点针推治疗效果好,后期的短期治疗效果不理想,需要长期坚持,并配合加强功能锻炼。所以,人们应该尽早对软组织损伤进行治疗,以期取得良好的疗效。

近些年,随着"软组织损伤学"的发展,以推拿为主要手段的疼痛治疗得到了空前的发展,并逐渐发展成为一门自己的理论体系,即压痛点按摩术。它是在现代疼痛医学新学科——软组织外科学的基础上发展而来的,强调以按摩肌肉等软组织骨骼附着处——病灶压痛点为特点的按摩新技术。

压痛点按摩术除了对软组织损伤性疾病具有良好的治疗作用外,还对因软组织损害所引起的多系统的内科疾病具有良好的治疗效果,如非器质性病变的慢性前列腺炎、慢性盆腔炎、痛经、尿频、尿急等。

通过上面内容的学习,我们会发现,本节的"压痛点（靶点）学说",就是对"压痛点按摩术"的理论支持。因此,掌握好本节内容,对诊治疾病大有益处。

另外,当某些内脏器官发生病变时,常在体表一定区域产生感觉过敏或痛觉,这种现象称为牵涉痛。临床上将内脏患病时体表发生感觉过敏,骨骼肌反射性僵硬和血管运动、汗腺分泌等障碍的部位称为海德带。临床工作中,若发现患者体表一定区域发生异常,常提示其相应的内脏器官可能有病变,因此,熟悉内脏牵涉性痛区有助于内脏疾患的定位诊断。

牵涉痛有时发生在患病内脏邻近的皮肤区,有时发生在距患病内脏较远的皮肤区,容易被医生忽视。心脏病不仅表现为胸前区疼痛,还有人表现为肩膀痛,甚至可能是咽喉不适;肺、膈疾病不仅表现为胸膛疼痛,有人表现为背部、肩部痛,有老年人甚至放射到腹部;肝脏疾病主要表现为整个腹部、腰部疼痛;胃部疾病主要表现为腹部疼痛,有人表现为背心痛；胰腺疾病主要表现为左上腹部痛，有时也牵扯到左腰部；小肠疾病主要表现为腹部疼痛；卵巢疾病主要表现为中（左、右）下腹部疼痛；结肠疾病主要表现为整个腹部疼痛；肾脏疾病主要表现为双腰疼痛；膀胱疾病主要表现为下腹部疼痛；输尿管疾病主要表现为整个腹部、腰部疼痛；胆囊疾病主要表现为背部、右肩膀、上腹部疼痛；阑尾疾病主要表现为中上腹、右下腹部疼痛。

牵涉性痛区与本节的压痛点不同。牵涉性痛是内脏疾病的反射区域，患者会有牵涉区域的不适感，但推拿师往往不能在此区域内发现压痛点。压痛点常常是伤科疾患的病变点，按压后可明显改变患者的症状。

第三节　运动损伤

要全面了解王洪勋教授的"靶点针推疗法"，首先需了解如下几个概念。

一、软组织

软组织是指人体的皮肤、皮下组织、肌肉、肌腱、韧带、关节囊、滑膜囊，神经、血管等。广义的软组织就是除了骨组织之外人体的所有组织，包括了内脏。

二、经筋

（一）概念

经筋是十二经脉的附属部分，是十二经脉之气"结、聚、散、络"于筋肉、关节的体系。经筋具有联络四肢百骸、主司关节运动的作用。

（二）经筋的现代研究

自经筋理论诞生以来，历代都有很多关于经筋实质的探索研究。目前关于经筋实质的研究主要是以解剖学方法为主，但尚未达成共识。目前关于经筋的实质主要有"神经专属说""运动力学说""筋膜系统说""多组织相关说""筋膜与膜原说""软组织所属说"等几类主流学说思想。

以上这些学说，从形态学、功能学上来看"经筋"应属于现代的"软组织"范畴。所以，中医有关教材及一些学者也都认为，经筋相当于解剖学中四肢与躯干部位的软组织。中医的另一个词汇"伤筋"中的"筋"，也是把除骨骼以外的软组织都称作"筋"，四肢和躯干部位的软组织损伤统称为"筋伤"，俗称"伤筋"。

三、经筋与软组织的关系

笔者认为"经筋"是一个包含了结构与功能的整体概念，既有现代解剖学上的形态概念，又有现代生理学上的功能概念。笼统来说就是"软组织"部分的结构及功能。

经筋是庞大的软组织结构平衡体，是人体最大的器官，是一个大系统，与骨骼系统、脏

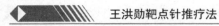

腑器官等形成人体有机的整体,其功能运作良好,身体就能保持健康。

了解了"经筋"与"软组织"的关系,下面就来谈谈与"伤筋"有关的"运动损伤"。

四、运动损伤

(一)概念

运动损伤是指在运动过程中发生的各种损伤。其损伤的部位主要累及软组织、骨及骨关节。如软组织的各种擦伤、扭伤、挫伤,骨及骨关节的扭错、脱臼、骨折等。

(二)运动损伤的特点

运动损伤的部位与运动项目、专项技术动作以及运动时受力部位解剖、生理上的薄弱环节等特点有关。如体操运动员受伤部位多是腕、肩及腰部;篮球运动员多损伤膝关节和踝关节,且踝关节扭伤也多发生于外踝部。肱骨外上髁炎多发生于网球运动员与标枪运动员;肱骨内上髁炎多发生于高尔夫球运动中。

由上可见,运动损伤的范围极广,包括了软组织中的肌腱、韧带、肌肉的完全断裂及骨组织的严重骨折等靶点针推疗法的禁忌证,但对上述疾病的术后康复治疗效果显著。

五、中医中的一种重要取穴方法"以痛为腧"

(一)经筋病的取穴理念——以痛为腧——"痛点"

"以痛为腧"出于《灵枢·经筋》篇:"以痛为腧,燔针劫刺。"主要是针对经筋病的选穴及刺灸方法而言的。这个痛点往往就是病灶点,不在距离病损区较远的部位,除非病损区域大且有多个病灶点。

(二)各科疾病的取穴理念——以痛为腧——阿是穴

临床上还有一种取穴方法也是"以痛为腧",即人们常说的"有痛便是穴"。这类穴位一般都随病而定,多位于病变的附近,也可在与其距离较远的部位,没有固定的位置和名称,我们称其为阿是穴,又名"不定穴""天应穴""压痛点"。临床上医生根据按压时患者有酸、麻、胀、痛、重等感觉和皮肤变化而予以临时认定。

中医认为,阿是穴通过经络系统与脏腑组织相联系,而经络系统在生理上具有沟通上下内外,将气血营养输布至全身的作用;病理上又是将病邪由表入里的传注途径。所以,阿是穴既是治病的最佳刺激点,同时也是疾病反映点。在临床上,阿是穴被广泛应用于各科的诊断和治疗,而并非只用于"经筋病"的取穴诊治中。

(三)经筋病中的"痛点"和阿是穴的"痛点"有何区别

经筋病变部位的"痛点",主要临床表现是疼痛,就是单独的软组织的局部疼痛,没有放射感、牵扯感等其他感觉,这也是狭义靶点的范畴。而阿是穴的"痛点"是以"快""痛"等多种综合感觉来确定穴位的,可能不仅仅只有疼痛。当然,若是经筋病中的"阿是穴",可能就只有疼痛。所以,细究下来,表面都是"压痛点",但阿是穴的"压痛点"是超越了经筋病"压痛点"的范畴——此压痛点非彼压痛点!

六、软组织损伤的治疗方法——"靶点针刺疗法"的确立

基于对上述传统中医经典理论的探究及多年的医学学习和传承,结合五十多年的临床经验,笔者的课题组首次创新性提出了软组织应激性损伤的"靶点"取穴法,并由《灵枢·经筋》篇:"以痛为腧,燔针劫刺。"中汲取了针刺法治疗经筋病的经验,从而确立了软组织损伤的治疗方法——靶点针刺疗法。

前面已经提及过,"靶点针刺疗法"是与王洪勋教授的工作密切相关的。王教授主要从事"运动医学"领域的教学、教研及临床,其治疗的主要是体育界筋骨强健的青少年患者,宿病、久病、年老者较少;常以急慢性软组织损伤多见,占其诊疗患者的80%以上。软组织损伤具有X线片不显影,CT和磁共振下显影模糊等影像学上的诊断难点,临床还是主要依靠医生的个人经验来判断损伤部位及程度。

因此,王教授经数十年临床经验的积累,反复与其他取穴疗法进行疗效比对,发现其靶点针刺法较其他传统针刺法优势显著,终于创立了软组织应激性靶点针刺疗法,开创了靶点针刺疗法治疗软组织损伤的先河。

第四节 靶点针推技术操作流程

靶点针推疗法属于针灸与推拿相结合的一种复合性治疗方法,很多的操作流程与针灸、推拿方法是一致的,其难度主要集中于"靶点"的探寻、推拿手法的刺激量上,技巧主要集中在针刺的方向和深度上。下面简单陈述一下操作流程,以供大家参考,各环节的详细内容可以参照后面的针刺章节。

一、物品准备

治疗盘、针具(一次性使用的各型号毫针)、0.5%碘附、棉签、酒精棉球、干棉球、镊子、弯盘等。

二、操作方法

(一)寻找靶点

寻找靶点的过程就是针灸学中的"揣穴"环节,务必认真仔细,不能疏忽大意。靶点寻找得正确与否关系到医疗效果,这是"靶点针推疗法"能否取效的关键。

1.体位选择

依患者的受损部位选取医患适宜的体位。

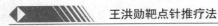

2.寻找靶点

靶点的寻找是在医生熟练掌握多种检查与诊断方法后的临床实践过程,是有章法的,即有据可查,有法可依。具体常用的检查与诊断方法笔者会在下面章节专门详述。寻找靶点时要用敏感的手指螺纹面进行触诊检查,要完全依照触诊检查的要求进行,反复对比检查。靶点较多时,可以事先与患者沟通好,把疼痛程度分为几级,医者用同样的力度依次触压不同的靶点,患者依疼痛程度给出等级,医生用皮肤划痕笔做不同的标记,为下一步的针刺选穴提供依据。

触诊检查应做到周全细致,不断变化检查的姿势体位。虽然机体各部都有适宜的检查体位,但这些体位并不能做到适合于该部任何一处病变部位的最佳检查,这就需要患者在检查中适当变换各种姿势体位,反复检查,防止由于体位的变化而掩盖了一些重要体征。如颈部疾患的检查,坐位时,由于重力作用,颈肩部的肌肉比较紧张、痉挛,一些比较深在的压痛点就不容易被查出,但在卧位姿势下检查,可能就容易发现疾患的所在;卧位检查时,由于颈椎曲度的变化,导致颈椎小关节紊乱的症状极易被掩盖,就不如坐位检查更科学合理。所以,检查时应根据检查的内容,选择有利于检查的最佳姿势体位。

触诊是针刺临床运用最多,最简单可靠的诊断方法之一。在以往,许多没有临床医学理论甚至是文盲的老针刺师,经过大量临床的洗礼后,仅凭着自己多年练就的敏感双手,就可以找出患者身上的问题。所以,笔者的一位盲人学生在自己的名片上写道"盲人的眼睛是长在手上的",是不无道理的。

触诊是针刺师的基本功,掌握好触诊的方法和要领,关系到针刺师医疗效果的优劣。因此,针刺师应注意以下两点:

第一点:在不同状态下进行触诊。

由于人体高矮、胖瘦及病变部位的深度不同,单一的触诊检查很难做到全面彻底,所以还应配合运动检查,即在主动运动或被动运动的状态下进行触诊检查。当然,触诊时还可以配合着体位和姿势,在不同体位姿势下进行检查。

第二点:触诊要贯穿在整个治疗过程中。

触诊要始终贯穿于治疗的整个过程,针刺治疗不结束,触诊检查就绝不能结束。简单来说,就是初次诊断前、每一次的治疗前、治疗过程中、治疗后都要反复触诊检查,对比观察,并将触诊后的结果记录在脑子里或病历上,随时与上一次的诊治结果进行对比,及时发现新问题,针对现有的症状,给予新的治疗方案。

这部分知识的掌握需要大量的临床对比观察(健康人体和患体及患者相互对称的部位),认真总结,仔细体会,不断积累,提高触诊的水平,为我们的诊断提供可靠的依据。

当然,与针刺相关的检查方法也很多(不同的流派,由于知识体系的差异,也会导致其有各自不同的检查方法),根据患者的具体病情,医生可选择与其相适宜的检查方法。如视诊、叩诊、听诊、舌诊、手诊、眼诊、耳诊及脉诊等,在针刺检查及医疗中也常用到。希望针刺爱好者们多收集这方面的材料,根据自己对各种诊法的掌握情况,在实践中灵活运用。

(二)针刺靶点

医生对寻到的靶点进行针刺,具体的针刺环节将在后面章节详述。

（三）连接电针仪

医生将各针刺点的针具与电针仪相接，并依照电针仪的使用方法调整好针刺的频率和针刺的时间。

（四）留针

一般留针 10～20 分钟。

（五）出针

关闭电针仪，去掉电针仪的夹子，拔针。若有出血的现象，可用干棉球按压止血。

（六）推拿手法治疗环节

医生依据软组织病变的急慢性特点，选取相应的手法，施加相应的力度，把握好治疗时间。一般来讲，软组织损伤的急性期手法治疗的主要原则是消肿止痛、活血化瘀；慢性软组织损伤手法治疗原则是松解粘连，恢复软组织的弹性、韧性。因骨关节因素导致的软组织损伤还应纠正扭错、滑利关节。具体手法的选用可参考本书的手法篇。

（七）补针

若患者在上述治疗后效果不太显著，可以在患者功能受限位或疼痛加剧体位再对"靶点"进行针刺并快速提插捻转，强刺激，不留针。

三、治疗结束

卧位起床时不要太猛，特别是老年人及体质虚弱者。下肢功能受限者要先活动一下下肢，再慢慢扶物站立，以防摔倒。

针刺过程中医者要密切关注患者的针刺反应，最好在针刺前嘱咐患者或陪同家属有异常不适时要及时反映，医者根据反应情况，科学分析是否中断治疗，以防不测。

第五节　靶点针推疗法的适应证和禁忌证

靶点针推疗法是王洪勋教授在运动康复医学领域 60 余年的经验总结。运动员的运动损伤康复具有和普通人群不同的特点，即发病急、发生率高、症状明显、伴有各类运动障碍及明显的疼痛，一旦出现运动损伤，往往会严重影响运动员的职业生涯，因此，最短时间内解决运动员的运动损伤，是运动康复的重要特点。我国早期的运动康复方式方法基本引进苏联的运动医学技术手段，但往往达不到较好的效果。20 世纪 80 年代初，我国开始在体育院校建立自己的运动医学康复专业，几经周折，我国的运动康复领域始终未实现快速发展。山东是体育大省，王洪勋教授作为建立运动医学康复专业最早的一批学者，承担了山东体育运动损伤康复医学领域的教学、科研、诊疗等全方位的工作，并形成了自己的靶点针推疗法的运动康复医学体系。该方法体系最早期主要以实现运动员运动性损伤快

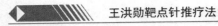

速恢复为主要目标,随着国家体育运动事业的全民化,逐步推广至常见运动损伤的康复。随着第三代传承人孙付军等中医专业人才的进入,靶点针推疗法的诊疗体系越来越广,开始面向软组织之外的骨关节各类急慢性运动损伤及内科疾病的方向发展延伸。

下面结合着对"靶点"的深入认识,深入挖掘靶点针推疗法的适应证,便于大家学习和掌握。

一、适应证

狭义的靶点针推疗法主要适用于以软组织损伤为主因的各科疾病;广义的靶点针推疗法主要是解决以软组织损伤和骨关节病变因素为主因导致的以软组织为主要症状表现的各科疾病。总而言之,靶点针推疗法的适应证主要是伤科病症及脊源性因素引起的临床各科疾病。

应激性损伤靶点针推特色疗法,起源于王洪勋教授对运动员运动损伤的诊疗经验总结,具有明显的使各类急性运动损伤快速恢复的特点,主要适用于各类运动过程中的应激性急性损伤。

随着"年轻血液"的注入,靶点针推疗法在医疗各领域的广泛开展,其早已不局限于软组织损伤等伤科领域的治疗,更是在内科、五官科、妇科、儿科、美容美体行业得到了繁荣发展。其神奇的疗效为世人惊叹,其适应证远超推拿、针刺疗法的总和。详细内容可参考本书的后面章节,这里只简述其特效的几大方面,以供大家参考。

(1)软组织损伤:早中晚期各个部位的软组织损伤,如常见的急性腰肌扭伤、慢性腰肌损伤、急慢性踝关节扭伤等。

(2)骨关节类疾病:各类骨关节疾病,如颈(腰)椎间盘突出症、肩周炎、膝关节炎等引起的颈肩腰腿痛。

(3)术后康复:各种伤科疾病的术后康复,如脊椎各部位的手术、关节置换、骨折手术等。

二、禁忌证

靶点针推疗法的禁忌证同推拿、针灸相关禁忌证,本书后面章节也有相关论述,在此简要说明。

(1)严重的内科病:对中老年人群伴有严重的高血压、冠心病心绞痛、高血糖、坏疽等易发生其他不良反应者,不宜直刺、深刺胸、胁、腰、背脏腑所居之处的俞穴。对肝脾肿大、肺气肿患者,更应注意不宜直刺、深刺以上穴位。

(2)孕妇:妇女怀孕期,对腰骶部俞穴及易引起流产或子宫收缩的穴位禁刺。

(3)有出血倾向及部分皮肤病:常有自发性出血或损伤后出血不止的患者,皮肤有感染、溃疡、瘢痕或肿瘤的部位,不宜针刺。

(4)其他:晕针、具有针灸恐惧的各类神经性疾病及其他针灸禁忌的患者。

第二章 针刺疗法

针刺疗法有着几千年的悠久历史。它是以传统医学理论为指导,以针刺为治疗手段,用于防治疾病的一种方法。近些年,针刺疗法的理论得到了进一步的发展,许多现代理论、针具及针刺手法的应用,大大丰富了针刺疗法。针刺疗法具有操作方便、适应证广、疗效显著、省时、省力、经济等诸多优点,因而深受广大患者和医务人员的欢迎。

第一节 针灸治疗的原理

一、传统医学对针灸疗法治病理论的认识

(一)调和阴阳

正常情况下,人体保持着阴阳相对平衡的状态。当七情六淫以及跌仆损伤等因素使阴阳的平衡遭到破坏时,就会导致"阴胜则阳病,阳胜则阴病"等病理变化,而产生"阳胜则热,阴胜则寒"等临床证候。

针灸治病的关键就在于根据证候的属性来调节阴阳的偏盛偏衰,使机体转归于"阴平阳秘",恢复其正常的生理功能,从而达到治愈疾病的目的。针灸调和阴阳的作用,基本上是通过经穴配伍和针刺手法来完成的。例如:由肾阴不足,肝阳上亢而引起的头痛,治当育阴潜阳,可取足少阴经穴针以补法,配足厥阴经穴针以泻法。

(二)疏通经络

人体的经络"内属于脏腑,外络于肢节"。十二经脉的分布,阳经在四肢之表,属于六腑;阴经在四肢之里,属于五脏。十二经脉通过十五络的联系,沟通表里,组成了气血循环的通路,它们"内溉脏腑,外濡腠理",维持着正常的生理功能。就病理而言,经络与脏腑之间也是息息相关的。病起于外者,经络先病而后可传于脏腑;病生于内者,脏腑先病而后可反映于经络。例如,太阳伤寒,首先出现头项腰背疼痛的经络证候,然后出现脏腑证候。

针灸治病,就是根据经络与脏腑在生理病理上相互影响的机制,在腧穴部位进行针刺或艾灸,取得"通其经脉,调其血气"的作用,从而排除病理因素,治愈疾病。

(三)扶正祛邪

扶正,就是扶助正气,提升抗病能力;祛邪,就是祛除致病因素。疾病的发生、发展及

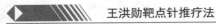

其转归的过程,就是正气与邪气相互斗争的过程。《素问·刺法论》说:"正气存内,邪不可干。"既病之后,机体仍然会不断地产生相应的抗病能力,与致病因素作斗争。若正能胜邪,则邪退而病向愈;若正不胜邪,则邪进而病恶化。因此,扶正祛邪是保证疾病趋向良性转归的基本法则。针灸治病,就在于能够发挥其扶正祛邪的作用。大凡针刺补法和艾灸有扶正的作用,针刺泻法和放血有祛邪的作用,但在具体运用时必须结合腧穴的特殊性来考虑。例如:膏肓、气海、命门等穴,多在扶正时用之;而十宣、中极、人中等穴,多于祛邪时用之。

"扶正祛邪"是最有中医特色的治病理念。一些人总是诟病中医,认为中药、推拿、针灸能把细菌、病毒杀死吗?所以推拿调理胃的幽门螺杆菌是胡说八道!对于没学中医、不懂中医的人有这样的认识我们无可厚非,但有些医药行业人士也对祖国疗法持怀疑态度,那就令人无法接受了,说明他们没有深谙祖国医学治病的原理——扶正祛邪。

二、现代医学对针灸疗法治病理论的认识

关于针刺镇痛的机制,不同的学者分别从不同角度阐述了自己的看法,没有统一的意见。目前的研究多认为,针刺的镇痛作用主要体现在"精神心理"和"生理作用"两个层面上。而针刺镇痛的生理作用有赖于穴位的选择、是否产生得气感、针刺后的刺激模式、强度、持续时间、遗传个体差异性等。

(一)精神因素

在临床的治疗过程中,药物、生理、手术的干预作用通常伴随着精神因素的影响。在针刺镇痛的过程中,同样也伴随着精神因素的影响,也就是说针刺所产生的生理作用与患者的期望所产生的影响是并存的,并且这两种作用很难截然区分。

有研究者发现,对针刺效果的正面期待心理能够增强针刺镇痛的效果,即不仅主观的疼痛感觉评分降低,而且对伤害性刺激的脑功能成像也发生了改变;他们还发现,期待心理能够在一些特定的部分产生镇痛作用。

另外,该研究组还发现,虽然针刺能够引起一些特定脑区的功能变化,但假针刺能够产生与真针刺相近的镇痛效果。他们推测,期待能够激活前脑的一些脑区,进而影响皮层下一些脑结构对疼痛的整合;而针刺则是激活自外周到中枢神经传导,进而抑制皮层对疼痛的感知和整合的。也就是说,精神因素引起的镇痛与针刺镇痛所激活的神经传导通路可能是不相同的。

临床上常常可见怕针和晕针的患者。针具对这些人的心理影响极大,有的人只要看见针,还未扎就可能出现面色改变、心慌、气促、出汗、头晕等一系列的自主神经功能的改变。这些浅显的事例就很能说明针刺对人体生理功能的改变,改变就是对人体的一个调节过程,就可能改变原来的病理过程,就可能起到镇痛作用。

(二)生理作用

1.穴位的选择
针对不同疾病引起的疼痛,穴位的选择非常重要,直接关系到镇痛的效果。

在现代针灸的实验研究中,实际应用的穴位并不多。据统计,SCI 收录的针灸相关的研究中(1899～2010 年),有三个穴位应用最多,分别是合谷穴(345 篇)、足三里穴(299 篇)、内关穴(259 篇),另外被研究较多的穴位是百会穴(主要用于治疗精神疾病,34 篇)、列缺穴(主要治疗颈部疼痛,10 篇)、委中穴(主要治疗腰背痛,8 篇)。

(1)穴位的特异性:针刺取穴时,"针灸穴位特异性"研究并没有显示出其与"假针刺组"中的非穴位或不相关穴位的显著差异性。甚至有人认为,假针刺组与针刺组一样有效。若仅从神经生理的角度来分析,在身体的任何一个部分针刺,都会产生相同的效果似乎是不合理的。

临床实践中,常常有经一位医生针刺无效后,换个医生针刺或经同一医生一组取穴没有显效后,再次辨证取穴针刺后其症状大大改善的经验体会,就能很好地驳斥"针灸穴位非特异性"的观点。但临床实践中也不排除有些疾病没有"针灸穴位特异性",刺激非穴位或不相关穴位就能医好的可能性,毕竟针刺疗法的疗效是受多种因素影响的。这也体现了中医腧穴选穴的复杂性。

(2)非穴位的选择:与选择一个能够产生治疗作用的特定穴位相比,选择一个针刺点作为对照组似乎更难。依据中医的理论,身体上分布着类似于交通干道的 14 条"经",和类似于从干道分出来的无数小道——"络"。从理论上来说,在人体上很难找到完全不受经络影响的部位。因此,"假针刺组"中非穴位或不相关穴位的选取也很难,其与"特异性穴位"相关性差异也不一定会显著。后面章节的实例就可印证对"非穴位"针刺的显著效果。

2.得气感

在临床实践中,中医针灸医生特别强调针感,认为患者只有在针刺穴位或部位出现一种特殊感觉的时候,针刺镇痛的效果才明显。这种特殊的感觉被描述为酸、胀、麻木和沉重感,被称为"得气感"。与之相对应的是,针灸医生指尖上也会产生特殊的感觉,这种感觉就是被牵住,旋转或上下移动针体的阻力增强。

3.累积效应

给予针刺穴位后,动物和人体的实验都显示,疼痛的阈值是逐渐升高的,提示针刺的镇痛效果是一个逐渐累积的过程。而且,在针刺结束后,这种镇痛作用尚能持续一段时间。对合谷穴的研究显示,针刺合谷穴后,痛阈逐渐升高,针刺 20～40 分钟后达到顶峰,并在针刺结束后维持大约 30 分钟。

4.耐受现象

1979 年,唐(Tang)等首次发现电针刺激的持续时间与镇痛效果之间并没有直接关系;在进一步的研究中,发现针刺 30 分钟可以提高大鼠痛阈的 89%,但若持续给予电针刺激,痛阈不会进一步升高,反而会逐渐降低,最终恢复到正常水平,即耐受现象。有报道显示持续 30 分钟是较为合理的针刺持续时间。至于针刺的间隔时间,则依据疾病的不同而各有差异。刘(Liu)等报道在炎性相关疾病中,针刺的间隔时间在 1 周 1 次最有效,其次是 1 周 2 次,1 周 5 次则没有治疗效果。当然,对于此研究成果的具体内容已无处详查,但从炎症的持续时间来说,还有急性炎症和慢性炎症之别,临床症状及针刺后的反应就有差别,所以,Liu 等对针刺疗程的研究只是医生的临症参考。

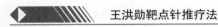

5.个体差异性

针刺镇痛有明显的个体差异性,在一项三种针刺模式镇痛效果的比较实验中发现,针刺和电针刺激都能够显著升高痛阈。在11名受试者中,有5名镇痛效果显著,而在这5名受试者中,有2名仅对电针刺激有效果,剩余3人仅对手动针刺有效果。这些结果提示,针刺镇痛的效果不但与个体差异有关,而且与针刺的模式有关。另外,这种个体差异性可能与遗传有关。

6.频率依赖性

有证据显示,电针对穴位刺激的频率不同,激活的神经通路也不相同。目前,大部分研究显示,低频电针的镇痛效果要好于高频电针,但在缓解脊髓创伤引起的肌肉痉挛治疗中,100 Hz效果要好于2 Hz。

7.刺激强度

与频率相比,电针的刺激强度似乎并没有引起研究者足够的重视,其中一个重要的原因就是强度的可变化空间不大,即只能在感觉阈值与疼痛阈值之间变化,这种变化一般不超过6倍(0.5～3 mA),而频率的变化则能够达到50～100倍(1～100 Hz或2～100 Hz)。能够起到镇痛效果的电针强度似乎与机体的生理状态密切相关。巴勒斯(Barlas)等报道,在没有病理性疼痛的健康志愿者中,需要较高强度的刺激才能够提高痛阈。王(Wang)等比较了两种强度的电针刺激对术后疼痛的影响,结果发现4～5 mA的经皮电刺激能够减少大约34%的镇痛药的需要量,而9～12 mA的刺激能够减少65%的镇痛药量。而在炎性条件下,低强度的刺激似乎对患者更有利。

对针刺镇痛机制的研究是项浩大的工程,不是一会半会就能被人们洞悉的,这需要更多的人参与此项的研究。随着各学科的飞速发展,人们对针刺机制的研究就会更加科学、全面,心中的疑窦因此也会更多。

三、笔者对针灸疗法治病的理论认识

(一)损伤再造

损伤和修复是对立统一的,没有损伤就不可能有修复。因此,机体损伤的同时,必然伴随着修复的过程。当机体的损伤与修复过程失衡后,机体就处于疾病状态。

1.加强修复过程

针刺可使取穴部位出现再造损伤,从而加强了机体的修复过程,就会改变原有的损伤与修复的失衡状态,促使病变部位康复。

2.减缓损伤症状

针刺可降低修复过程中一些物质渗出过多造成的组织内压力增加,从而减缓其对神经的刺激。如临床上对运动损伤出现血肿的患者,常用针刺减缓肿胀和瘀血。

3.改善血液循环

很多病损部位是病理性肉芽组织的简单修复,其功能远逊色于正常组织,针刺可以调动病损部位的血液循环,增强其微循环,有利于病损组织的生理性康复。

（二）应激反应

针刺过程中,针具对患者的身心均会产生一定程度的影响。许多患者看到针具就会有强烈的反应——脸色苍白、心跳加快、出汗,甚至出现头晕、恶心等症状;更有些患者存在晕针的现象;即使有些不晕针的患者,一针下去也会大汗淋漓。可见,针刺疗法对患者的身心影响显著,也证明针灸对患者是一种有效的刺激。针刺过程中所发生的反应可能是大脑、神经、体液等因素综合参与的结果。

（三）抗原性

针刺入机体后,特别是在留针过程中,针具作为外来抗原,势必会引起机体产生相应的抗体反应,从而提高机体的免疫力,起到扶正祛邪,防治疾病的目的。不同材质的针具有不同的功效,可能是因为针刺时其抗原性不同而产生了不同的疗效。

针刺可以唤醒机体的修复过程,加速修复的进程,使病变组织尽量趋向于正常组织。

近几十年,随着人们对药物及手术治疗认识的深入,以及对其产生的不良反应及后遗症恐惧心理的加剧,越来越多的人渴望通过绿色、安全的传统治疗方法解决自身出现的问题。因此,传统的治疗方法和手段不断被挖掘出来,针灸疗法也重获新生。现如今,不仅古老的针灸技艺得以传承,一些新兴的针法或刀法也得以发扬,针刺疗法的春天真正到来了。

第二节　针灸的适应证

如果在治疗疾病时采取内服药物的方法,药物则必须经过肠胃吸收,进入血液,才能发挥其效力;如果采取外用药,也要经过皮肤等组织的浸润、吸收后才能发挥其作用。因而,不论是内服还是外用,都要经过一个瘀滞的吸收过程。而针灸仅通过适度的刺激就可以直接调整人体机能,因此收效更为迅速,常常一针甫下,沉疴立起。古人所言"针到病除",绝非虚语欺人,只要操作得法,针灸也绝无药物误用之弊,这与当下大家倡导的绿色治疗的理念是一致的;但针灸也有禁忌,并不是所有的疾病都适宜针灸治疗。

一、WHO 公布的针灸适应证

1980 年,世界卫生组织(WHO)提出了 43 种推荐针灸治疗的适应证。2006 年,针灸被中国列入国家非物质文化遗产。2010 年,针灸又被列入世界非物质文化遗产。由此,针灸作为世界通行医学的地位在世界医林中得以确立。

目前世界范围内用针灸治疗的病种已达上千种,具有良好疗效的有 400 多种。现将WHO 所公布的用针灸治疗会有较突出疗效的 43 种疾病公布如下,以供大家参考。

（一）神经系统疾病

偏头痛、三叉神经痛、外伤后麻痹、坐骨神经痛、周围神经炎、小儿麻痹症、美尼尔氏综合征、膀胱机能障碍、夜尿症、肋间神经痛、肩痛、网球肘、手术后痛、卒中后遗症。

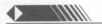

（二）运动系统疾病

肌肉痛和萎缩、肌肉痉挛、关节炎、椎间盘问题。

（三）呼吸系统疾病

急慢性鼻窦炎、急慢性鼻炎、普通感冒、急慢性扁桃体炎、急慢性气管炎、支气管哮喘。

（四）消化系统疾病

食道贲门失弛缓、呃逆、胃下垂、急慢性胃炎、胃酸增多症、急慢性十二指肠溃疡、急慢性结肠炎、急慢性杆菌性痢疾、腹泻、便秘、麻痹性肠绞痛。

（五）五官科疾病

中心性视网膜炎、白内障、急性结膜炎、近视眼、牙痛、拔牙后疼痛、齿龈炎、急慢性喉炎。

二、临床常见的针灸适应证

随着针灸医学在世界范围内的广泛开展，越来越多的针灸适应证被广大医者挖掘出来，为世界医学做出了巨大的贡献。依历代医家的经验可见，应用针灸治疗效果比较突出的疾病有以下两大类。

（一）神经系统疾病

比如脑梗死、脑出血、脑血栓形成、脑内病毒感染等引起的脑组织病变导致的肢体瘫痪、语言不清、吞咽困难；面神经病变引起的口眼歪斜；病毒导致的小儿四肢无力、行动困难、周围神经炎。上述神经系统疾病，在针灸的作用下可以使受损的神经得到修复，取得比较理想的康复效果。

（二）各科痛症

比如偏头痛、血管神经性头痛、经前头痛、紧张性头痛等各类型的头痛，颈椎增生、颈肌劳损、颈部肌肉筋膜发炎等引起的颈肩痛，腰椎增生、腰肌劳损、腰肌风湿、腰椎间盘突出等因素引起的腰痛、腿痛，肩部运动过度、肩软组织退行病变等引起的肩痛，坐骨神经病变引起的坐骨神经痛，膝关节风湿、增生、损伤引起的膝关节痛等。针灸治疗痛症无止痛药对胃肠刺激的不良反应，效果比较好，患者易于接受。

三、针灸医疗的拓展

以上两大类疾病，应用针灸治疗或者其他疗法配合针灸辅助治疗，都会有非常不错的效果。若针灸疗法仅仅局限于以上疾病的治疗，就很难有大的发展。幸好经针灸同道不懈的努力，使诊疗的适应证也越来越多。为针灸事业做出巨大成就的前辈举不胜举，在这里简单介绍几位供大家学习、借鉴和思索。

（一）朱琏

朱琏，现代著名女针灸学家。20 世纪中叶，她提出针灸治病的原理"主要是激发和调整人体内部神经系统，尤其是高级中枢神经系统（包括大脑皮层）的调节机能和管制机能的作用，从而达到治愈疾病的目的"。朱琏率先开展针灸治疗疟疾，独创朱氏针灸操作手法，成功改良艾灸法为艾卷灸法，引进针灸无菌操作，首创安全留针法和指针，发现 19 个治病新穴位等。

其 1951 年 3 月出版了代表作《新针灸学》。《新针灸学》立论新颖，汇参中西，结合古今，实用性强。朱琏的"新针灸学"学术思想和丰富的临床经验、求实的科学态度永远是针灸学界的宝贵财富。

（二）邱茂良

邱茂良，针灸学家，长期从事针灸的教学、医疗和科研工作，在针灸治疗急性病、传染病的研究方面，进行了开拓性的工作。他使针灸治疗的病种由原先治疗一般的关节病逐渐发展到治疗内、妇、儿科的一些常见病、多发病，不但治疗慢性病，而且能够治疗急性病、传染病，如肺结核、大叶性肺炎、急性菌痢、病毒性肝炎等，从而使针灸治疗的病种不断扩大，并取得了良好的效果，开创了针灸科研的先河。

（三）贺普仁

近些年随着对古代九针研究的深入，人们对不同针具的使用方法及临床效果进行了探索性的研究，取得了丰硕的成果。特别是国医大师贺普仁，挖掘了几近失传的火针疗法，使火针在治疗乳腺癌、帕金森综合征、运动神经元损伤等疑难病方面显示出较好的功效。另外，在临床工作中，他总结了毫针、放血、火针疗法的应用，在对高血压、白癜风、风湿性关节炎、发烧、儿童弱智、子宫肌瘤、外阴白斑、慢性小腿溃疡、下肢静脉曲张、静脉炎等疾病的治疗中均取得显著疗效。

（四）承淡安

承淡安，中国医学家、中国科学院院士，主要学术观点与贡献如下：

1.强调针灸的科学与临床价值

针对全盘否定中国传统文化的社会思潮，承淡安基于自己临床实践中的观察和体验，并在比较中西方医学理论体系后，提出："西洋科学，不是学术唯一之途径；东方学术，自有其江河不可废之故。何也？凡能持之有故，言之成理者，即成一种学术。西洋科学，能持之有故，言之成理，东方学术亦能之。而针灸学术之神奥，却有不能言之尽成理者，此由古书晦涩，后人不能通之，非其本身不通也……即须将古书晦涩之理，细加考证……自己明白，使人皆明白，此即谓之科学。"

在针灸研究、教学实践中，承淡安一方面强调首先要弄清中医学理论，并从临床上去摸索和证实阴阳、五行、营卫、气血，以及解剖学上难以理解和认识的经络，才能提示针灸

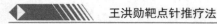

治病机制。另一方面,在学习研究的基础上,积极将日本对针灸的研究方法和成果吸纳到自己的著作中,并试图运用巴甫洛夫神经反射理论阐述针灸作用机制。

对于针灸的临床价值,承淡安用"便利、速效、经济"三个词进行了总结,认为针灸治病简便易行,收效倍速,利国利民,是普通百姓降低医疗费用之首选。面对缺医少药的抗战后方,他还曾发出"针灸也能救国"的呐喊。

2.将现代解剖学引入腧穴理论,阐明腧穴内涵

承淡安认为,作为针灸施术的刺激点,医者必须明晰腧穴的定位结构。1931年,承淡安在《中国针灸治疗学》中,详细考察每个腧穴的定位和解剖结构,翻开了腧穴发展史的新篇章。在书中,他还引入人体骨骼图、人体肌肉图、人体血管分布图、人体神经分布图,并按照解剖部位标记各腧穴所处位置,使读者一目了然。在《经穴图解》一书中,承淡安按头、躯干、手、肘、膝、足等部位,绘制了17幅经穴骨骼图,将腧穴与骨骼的关系描述得清楚明了,十分便于学习。有感于经外奇穴颇多特效的临床经验,承淡安对经外奇穴也极为重视,1954年出版的《中国针灸学讲义》,共收录他收集整理的经外奇穴132个,且分别记述了各穴名称、位置、针灸方法和主治病症,供临床医家采用。

3.肯定经络的客观存在,阐明经络理论的重要作用

受西方实证医学以及日本新派针灸理论的影响,承淡安一度对解剖学上无迹可循的经络理论不以为然。但反复的临床实践,让他感悟到经络理论之可贵,发出了"针灸界应该首先学习研究经络学说"的呼吁,并从人类认知的局限性、针灸临床现象与疗效等方面,论证了经络的客观存在。对经络实质的探索,他主张不能简单地用传统文献按图索骥地寻找人体对应点,因为十二经络理论的形成,具有一定的时代背景和特征,因而也就有时代的局限性。承淡安十分肯定经络的临床诊断与治疗价值,认为只有仔细辨别病变经脉之所在,才能在治疗时更具针对性。

4.强调针刺手法的重要性,改进针刺操作方法

针刺手法,既是理论之运用,又是疗效之基础。承淡安一直重视学员针刺手法的练习,认为手法是否熟练以及指力之强弱是临床收效的重要基础,不仅创建了针灸界沿用至今的指力练习方法,而且发明了无痛的押手进针法。在对传统针法进行改进的基础上,对于针灸界长期莫衷一是的针刺补泻,他提出"针刺无补泻之别,而只有刺激强弱不同"的观点,主张对于刺激强弱与疾病虚实之间的关系,应由医者在治疗过程中,根据患者体质情况、耐受程度、病之新久、得气难易和气感强弱而随机应变,并认为单纯依据病之虚实来决定针刺补泻或针刺轻重之说,只是一种说教而已。

5.阐明艾灸治疗的现代机制,量化艾灸操作

承淡安十分重视灸法的运用,综合中西医学理论与研究成果,认为灸法可以活跃脏腑机能,促进新陈代谢,调整人体各系统之功能,不仅可以治病,亦可防病保健,使人延年益寿。为便于准确把握灸治量,他制定了强、中、弱刺激的临床灸治操作标准,并对施灸部位的选择和灸治现象进行了总结分析,较好地推动了灸治操作的规范化。他在晚年著有《灸法草稿》。

6.改进和研制针灸器具,规范针灸器具的规格

鉴于我国一直没有专门的针灸针具生产单位,以及针具制作规范缺如的实际情况。20世纪30年代,承淡安在《中国针灸治疗学》中,对毫针的制式标准和质量要求提出了严

格的规定,并于 1951 年尝试以不锈钢制作针灸针,从而奠定了现代毫针制作标准的基础。同时,受日本赤羽幸兵卫皮内针疗法的启发,承淡安不仅仿制了皮内针,更在此基础上创制和发明了使用更加方便的揿针。目前,皮内针和揿针都已经成为针灸临床的常用针具。此外,他还对温灸器、皮肤针、针灸经穴模型等进行了改进和创新。

承淡安认为,针灸科学化的立足点在于中医及针灸本身!虽然他将现代医学引入腧穴理论,但是承淡安也从来没认为只有被西医承认、接受的医学理论才是科学的。在承淡安的观念中,包括针灸在内的中医本身已是经过千百年实践验证了的科学。之所以引用西医理论知识解释针灸理论与知识,一方面是为了方便社会各界更好地认识和接受中医、针灸,另一方面也是为了推动针灸传统理论的现代化。针灸是实践医学,实践才能出真知!

中医推拿、针灸、刮痧、拔罐、艾灸、中药等的理论基础都是一致的,只是治病的手段不同而已。从理论上来说,以上各手段治病的机制是一样的,效果也应差不多,但临床中的实际情况并非如此,各种疗法都有一些自己的适应证,这应该与其治疗手段的差异有关。大量各科临床病例是医生开拓各科适应证的前提。

总之,近些年,针灸在多科领域内攻克了不少顽难之症,早已超出了 1980 年世界卫生组织提出的 43 种推荐针灸治疗的适应病症,在本书以后的章节中会详细讲述。针灸在治疗消化系统疾病、泌尿生殖系统疾病、精神行为障碍疾病、皮肤病(如腹泻、慢性结肠炎、慢性前列腺炎、不孕症、睡眠障碍、痴呆症、荨麻疹、神经性皮炎和免疫失调病等),以及在抗衰老、美容等方面,都取得了极大的成效。

针灸的功效有目共睹,各种针具和手法对特殊病症的攻坚克难,使针刺疗法又焕发了新的活力。希望本书能为祖国医学添砖加瓦,为针灸爱好者提供又一新的诊疗思路。

第三节　针刺的操作流程

针刺操作虽然简单,但需要操作者有一定的针灸实操基础,初学者只要多见习、多实践,一般都会很快掌握。

一、针刺准备

(一)选择体位

为了使患者身心放松,医生应选择令患者舒适而又便于针刺操作的姿势体位。临床施术时尽量采用卧位,以免发生晕针。

(二)选择针具

医者使用针具前应检查针具,凡生锈、针尖有钩刺等均不能使用。另外,医者还应根据取穴的部位及针刺的方向选取适宜长度的毫针。

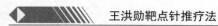

（三）找准穴位或部位

在针刺前，医者用手指（右手持针者一般是用左手）在穴位处揣、按、循、摸，找出具有指感，如有酸、麻、胀、重、热、凉感等的准确穴位，叫揣穴，或称"定穴"和"摸穴"。其目的是摸肌肉的厚薄，空隙之大小，指感的位置，分拨妨碍进针的肌腱、血管等，以及确定进针的方向和深浅。《难经·七十八难》说："知为针者信其左，不知为针者信其右，当刺之时，必先以左手压按所针之处。"由此可见左手揣穴在针刺临床上的重要性。当然，揣穴环节就是为了准确取穴，在靶点疗法中就是找到那个真正的靶点。

揣穴时要用不同的力度及按压方向，对选择的靶点进行刺激，为针刺的深度及方向提供依据。有明显穴位刺激感的部位才是真正的腧穴，不应仅以书本上的腧穴定位评价穴位的准确性。

（四）消毒

医者在针刺前必须做好消毒工作，包括针具的消毒、腧穴部位的消毒和医者手指的消毒。传统的消毒方法如下：

1.针具消毒

现在临床多用的是一次性针具，在针刺时用75％酒精棉球擦拭消毒即可。非一次性针具可常规消毒，可用蒸汽消毒，或用75％酒精消毒。后者将针具置于75％酒精内，浸泡30分钟，取出拭干应用。置针的用具和镊子等，可用2％来苏溶液与1∶1000的升汞溶液浸泡1～2小时后应用。对某些传染病患者用过的针具，必须另行放置，严格消毒后再用。

2.腧穴消毒

对需要针刺的腧穴部位消毒时，医者可用75％酒精棉球拭擦。在拭擦时应由腧穴部位的中心向四周绕圈擦拭；或先用25％碘酒棉球拭擦，然后再用75％酒精棉球涂擦消毒。在腧穴消毒后，切忌接触污物，以免重新污染。

3.医者手部消毒

在施术前，医者应先用肥皂水将手洗刷干净，待干后再用75％酒精棉球擦拭即可。施术时医者应尽量避免手指直接接触针体，如必须接触针体时，可用消毒干棉球作间隔物，以保持针身无菌。

二、针刺程序

一般的针刺程序是"先上后下，先背后腹，先头身后四肢"，但临症时医者还要具体情况具体对待，不能生搬硬套。

三、针刺

一切准备就绪后，依照常规针刺程序，对选取的针刺部位或穴位进行针刺。具体的针刺方法和技法可参照本书有关章节严格操作。

针刺时，往往会使患者产生恐惧，甚至会放弃针刺治疗。所以，针刺时应尽量减轻患者的痛苦,这就要求医者针刺时要有技巧——"无痛针刺"。

无痛针刺有许多方法和技巧。著名针灸临床家、教育家彭静山的方法是十二个字——"准确找穴,躲开毛孔,迅速刺入"。

（一）准确取穴

取穴一要"宁失其穴,勿失其经";二要找"病穴",即有压痛或以指压穴时,指下有坚硬、虚软、条索状、小包、硬结等感觉,谓之"病穴"。如不是"病穴",应该更换。

（二）躲开毛孔

皮肤上有若干星罗棋布的冷点、温点、痛点,躲开痛点就可以避免针刺疼痛。痛点无法辨认,长期的临床经验表明,凡属痛点多和毛孔一致,针刺时在几个汗毛孔的中间进针就可以不痛。

（三）迅速刺入

快速进针是无痛针刺的关键所在,进针时的速度越快,完成穿刺所用的时间就越短,患者疼痛反应就越轻。

四、针刺强度

针刺强度是指针灸刺激强弱的程度,分强刺激、中刺激、弱刺激三种。针刺强度主要由手法的轻重、刺入的浅深、针身的粗细、刺激频率的快慢和持续时间的久暂等方面所决定,即重、深、粗、多、快、久等构成了强刺激,轻、浅、细、少、慢、暂等构成了轻刺激,介于两者之间的称为中刺激。不同的刺激强度对机体可产生不同的效应,不同患者对同样强度的针灸刺激的反应也有所差异。所以,针灸治疗时,要依据辨证论治的原则,灵活地掌握好适当的刺激强度。

第四节 针刺的体位选择

针刺时患者体位选择是否适当,对腧穴的正确定位、针刺的施术操作、持久的留针,以及防止晕针、滞针、弯针甚至折针等,都有很大影响。

一、选择原则

一般来讲,医者应根据病情选取腧穴的所在部位,来选择适当的体位。这样既有利于腧穴的正确定位,又便于针灸的施术操作和较长时间的留针而不致患者疲劳。这是选择体位的原则。

如病重体弱、眩晕或精神紧张的患者采用坐位,易使患者感到疲劳,往往易于发生晕针甚至是摔倒。又如体位选择不当,在针刺施术时或留针过程中,患者常因移动体位而造

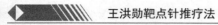

成弯针、滞针,甚至发生折针事故。

二、常用体位

针灸常用的体位是卧位,特别是初次接受针刺及容易晕针的患者。但为了兼顾医患双方的舒适和便利,也可采用坐位为主的体位。临床上针刺时常用的体位有如下几种:

(一)卧位

1.仰卧位

仰卧位适宜于取头、面、胸、腹部腧穴和上、下肢部分腧穴。

2.侧卧位

侧卧位适宜于取身体侧面少阳经腧穴和上、下肢的部分腧穴。

3.俯卧位

俯卧位适宜于取头、项、脊背、腰骶部腧穴和下肢后侧及上肢部分腧穴。

(二)坐位

1.仰靠坐位

仰靠坐位适宜于取前头、颜面和颈前等部位的腧穴。

2.俯伏坐位

俯伏坐位适宜于取后头和项、背部的腧穴。

3.侧伏坐位

侧伏坐位适宜于取头部的一侧、面颊及耳前后部位的腧穴。

第五节 针具选择与取穴依据

一、针具选择

毫针有不同的规格和型号。临床上选择针具应根据患者的性别、年龄、形体的肥瘦、体质的强弱、病情的虚实、病变部位的表里浅深和所取腧穴的具体部位以及是否有重要的神经及粗大的血管,辨证选择长短、粗细适宜的针具。

(一)依体形

如针对男性、体壮、形肥,且病变部位较深、病程较久者,医者可选稍粗稍长的针。反之,若针对女性、体弱、形瘦,而病变部位较浅、病程较短者,医者就应选用较短、较细的针。

(二)依部位

根据腧穴所在的具体部位进行选针的依据,一般是皮薄肉少之处选针身短、细且针尖锋利的针,皮厚肉多的腧穴宜选用针身稍长、稍粗的针。

（三）依针刺的方向

一般来讲,平刺时可选用各型号及长短的针具,斜刺和直刺时宜选用各型号的短针施术。

当然,具体针刺时还应综合以上各因素辨证选取,不可一概而论。

二、取穴依据

依据相关的理论,辨证选取相应的穴位,对这些穴位进行针刺治疗是取得稳定疗效的关键。但由于针刺治病的机制复杂,国内外对其致病机制还没有统一的认识。甚至至今仍有一些国家把它当作无效医疗,视针刺治病为伪科学。

为了研究针灸的疗效,德国慕尼黑大学的研究人员曾经对针灸治疗偏头痛的效果进行了研究。他们找来 302 个志愿者,把他们随机分成 3 组,一组接受针灸专家的治疗,一组不接受任何治疗,最后一组则接受"伪针灸"治疗,即由这些专家在穴位以外的地方用针。研究人员让这些患者每天用文字记录自己的偏头痛症状,然后对这些日记进行评估。非常值得一提的是,这是一个典型的"双盲实验",也就是说,患者不知道自己被分在哪个组,读日记的专家也不知道他们读的是哪组患者的日记。这样做的原因是为了避免心理因素对实验结果和评判标准造成偏差。结果,接受针灸治疗的患者中有 51％ 的人有显著效果（偏头痛的天数比正常平均值少 2 天以上）,而对照组只有 15％。有趣的是,接受"伪针灸"的患者组中这个数字是 53％,显示针灸的"真伪"对疗效没有影响。于是,研究人员得出结论:针灸确实有效,但原因不是"经络学说",而可能是患者的心理作用,或者针刺刺激对身体产生了非特定性作用,比如刺激身体分泌止痛激素等。

笔者也对上述研究有着自己的一些见解。

首先,针灸可以治疗疾病,通过这个实验就能充分肯定这一点。因此,针灸作为一种医疗手段一定是科学的,不是无效医疗,这给予了认为针灸是伪科学者一当头棒喝。对照组 15％ 的显效率也充分说明了,有些患者的病有一定的自愈性,无须医疗干预。当然,表现出的自愈性是疾病的发展规律还是人体自愈能力的差别就不是我们能够从上述实验认识的了。

其次,说明除了传统经络学说的"穴位"外,人体上还有一些别的"穴位"也会起到医疗作用,这就使其他医学治病理论的存在成为了可能。

再次,经络遍及全身,在人体上寻找穴位以外的地方用针也甚有难度。另外,这些针灸专家在人体上选择何部位进行针刺,我们也不得而知。所以,这个看起来很严谨的实验,也不一定就十分科学。

最后,目前还没有任何一门现代医学理论能完全解释针刺治病的机制,替代其他医学理论来指导针灸临床。

据说这是迄今为止最大的一项关于针灸的"科学实验",以前一些小规模实验也都没

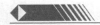

法证明经络学说的科学性,但却都发现针灸确实有效,难怪美国国立健康研究所发表过一份公告,在质疑针灸科学性的同时也没有禁止针灸在美国的使用,而且鼓励科学家进行更大规模的研究。

同样都是针灸医生,理论体系也一致,为什么有的治疗效果好,有的治疗效果差?笔者认为最大的差距是针法的不同。"针"只是施术的器具,"法"才是真正的灵魂。当然,笔者也不排除针具在治疗时的特定作用。

临床上确实有同样的病情、同样的针治方式,有的人痊愈了,有的人却没有得到治疗效果的现象。这多数跟患者的个人体质、患病时间等有密切关系。

经络理论是祖国医学的重要组成部分,否定经络学说就是否定祖国医学,可诟病中医的一些声音依然不绝于耳。中医的未来究竟在哪里呢?西医在不停地发展进步,而大多数中医的眼光却依然停留在研究好中医经典便会看病的窠臼里裹足不前,现代研究出来的中药药理一概不看,还有用中药提纯的手段把药理的有效成分拿来用药不如全草用药效果好的观念。笔者并不是说经典不好,但时代在变,人类的病也在变,希望更多的中医人能抬头看看前方,去发展去壮大中医学,保护好这座珍贵的中国宝藏。

中医体系是庞大的,由于各朝各代的学医者对医学典籍怀有敬畏之心,只有继承,鲜有更改或批评,即使有不同的声音,也只是做个批注,阐述自己的观点,没有将历代医家所共识的理解和认识丰满于经典之上,造成现如今中医的学习还是集中在几千年前的几本经典上。中医是一门未知的科学,正如我们人类自身一样,也是个谜。强行用已知的科学来解释中医这门未知的科学,这本身就不科学。西医之所以认识不到中医的科学性,是因为中医来源于医疗实践,是规律,而不是定理。定理是证明出来的,规律是总结出来的,这就是中医与西医的根本差别。其实,中医理论没有落后,只是践行中医理论的医生的水平太差,进而大家就对中医产生了怀疑。因此,提升中医在国际医学中的地位,是我们每个"中医医生"义不容辞的责任。

很多人总用所谓"科学方法"拿中医来说事,但科学有其局限性,新的"科学"推翻旧"科学"的事情也时有发生。现代的科学手段也没能完全研究出人体运行机制。在西方科学手段不能完全探究和理解针灸的情况下,盲目反对,也不是科学的态度。

针灸可以治疗很多疾病,已经得到了广大患者的认可,但它是一门科学和技能,人世间没有包治百病的药,同样也不存在包治百病的方法,针灸亦如此。但多种取穴理念及各式针具及针法却可大大提升针灸治疗的效果。下面就将本针刺疗法中常用的取穴思路总结如下:

(一)传统经穴

针灸时可按传统针灸理论,循经选穴,辨证施治于临床各科疾病。

人的穴位有很多,从头部到足部有几百个。病因多而杂,仅靠单一穴位治病是远远不够的,所以针灸取穴存在诸多技巧,这可能也是同一理论体系下不同针灸师医疗效果不同的原因,也是针刺疗法神奇的地方。故临证如何精选穴位,是个值得研究的问题。

1.肘膝以下部位取穴

肘膝关节以下,属于经脉的根部和本部,是"特定穴"比较集中的地方。特定穴的临床意义很大,奥妙无穷。针灸文献中常有"五俞穴"取穴治疗疑难杂症的记载,故应重视其取穴。

2.头面部取穴

头面部属于经脉的结部和标部,是交会穴比较密集之处,全身 103 个交会穴,位于头面部就有 38 个之多。这一特点提示了该部穴位主病范围的广泛性。有人说,头面部穴位能治他处病证者多矣。例如:水沟穴、素髎穴治厥脱;眉冲穴、攒竹穴治呕恶;睛明穴、天柱穴疗腰腿痛;风池穴、风府穴治卒中;迎香穴治蛔厥;下关穴疗跟痛;翳风穴起足痿;听宫穴除三痹;通天穴宣鼻窍;玉枕穴治目疾;神庭穴治癫狂;百会穴举陷气等。验之临床,都有得心应手之妙。

近些年来比较盛行的头针、耳针、眼针、鼻针、面针等疗法,在临床上积累了很多新经验,也说明头面部经、穴在主病范围方面有着很大的潜力。

3.颈部取穴

颈部是全身经脉通达头部的桥梁,此处的穴位对调节全身各科疾病都至关重要。尤其是天突穴、人迎穴、扶突穴、天窗穴、天柱穴、大椎穴、天鼎穴等穴位,均能治奇疴大病。例如:天突穴治噎膈、气厥、咳逆、暴喘;人迎穴治胸满气逆、中风偏枯;扶突穴治暴喑、气哽、瘿瘤、瘰疬;天窗穴治口噤、窍闭、耳疾、颊肿;天柱穴治肩背腰痛、头重脚轻;大椎穴治痛、癫、高热、诸节肿痛;天鼎穴治头项难顾、肩臂痛麻等,临证都有确实疗效。

4.任、督二脉取穴

任、督二脉是躯干部经脉的纲维,总括一身阴阳,其中常用的主要穴位,疗效各有千秋。例如:长强穴治癫狂、痔疾;中枢穴治胃胀、脊强;至阳穴治膈塞、脘痞;神道穴治惊悸、失眠;气海穴、水分穴治腹胀痛泄;巨阙穴、中脘穴治心胃之恙;关元穴、神阙穴,扶阳固脱甚效;膻中、鸠尾,理气宽胸最灵。

5.奇穴

奇穴是经穴的补充和发展,临床价值也不可低估。例如:印堂穴治惊风;太阳穴治头痛;百劳穴治咳嗽;腰奇穴治癫痫;鹤顶穴治膝冷;十宣穴治厥、热;四缝穴治疳积等,临证都很有效。此外,华佗夹脊穴察足太阳与督脉之气,治疗内脏疾病有独到之功。其主病范围,可参照同水平之背俞穴掌握,而其疗效及针刺的安全性要优于背俞穴。

6.结合穴位名称取穴

以门、海、冲、关、池、泉、溪、谷命名的穴位,针感一般比较明显,疗效也较突出。

7.经验穴

在长期的临床实践中,医家常有治疗某些疾病的独特心得,专病常靠专穴医。关于这方面的经验,历代针灸书籍,尤其是针灸歌赋中,载述十分丰富,值得深入研习。

8.精准取穴

临证点穴,虽有文献可考,但也不宜过分拘泥。揉按体察,指下有空软或突起之感,而患者自诉舒适或酸痛,此处是穴。于此下针,容易得气和行气;一旦气至病所,多能获效。

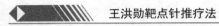

9.穴位配伍

穴位配伍应该本乎阴阳。下为阴,上为阳;右为阴,左为阳;腹为阴,背为阳;里为阴,表为阳。无论任何疾病,究其根源,不外乎阴阳失和;针灸治病,也总不离调和阴阳。因此,临证配穴,除要考虑经脉的本经循行、相关脉象、所主病候、标本根结、别络所属、经筋皮部及经脉之间的表里联系、同名联系、交接联系、生克联系、气街联系、奇正联系之外,充分注意到阴阳配伍的原则,对于提高临床疗效是很有帮助的。譬如临证拟取二穴,则最好按照一上一下,或一左一右,或一腹一背,或一表一里的原则去选取最恰当的穴位。这样可以充分发挥穴位局部、邻近、远端及全身的治疗作用,因而可以取得最好的临床疗效。

(二)阿是穴

医者在针灸时也可用阿是穴作为针刺点。此取穴思维适合于临床各科,但应反复对比检查,找出与病变部位密切相关的"阿是穴",这也是靶点针刺疗法创立的源泉。

(三)依神经节段、神经辨证取穴

1.依神经节段和分布区域辨证取穴

医者在取穴时应依据患者的病变区域找出支配该区域的神经节段,并在节段对应的相应椎体及邻近寻找是否有偏歪的椎体及其一侧或两侧软组织的阳性征,如结节、条索等。

2.神经与病变区域的辨证取穴

医者在取穴时还可结合神经的分布,选取有神经干通过的穴位及肌肉神经运动点,具体可参照《运动推拿疗法》书中的神经反射点、敏感点等相关章节关于取穴治疗的内容。例如:头面部的听会、翳风(面神经)、下关、阳白、四白、颊车、承浆(三叉神经);上肢部的颈夹脊 6～7、天鼎(臂丛神经)、青灵、小海(尺神经)、手五里、曲池(桡神经)、曲泽、郄门(正中神经);下肢部的环跳、殷门(坐骨神经)、委中(胫神经)、阳陵泉(腓总神经)、冲门(股神经);腰骶部的气海俞(腰神经)、八髎(骶神经)等。

(四)压痛点取穴

压痛点取穴是伤科取穴的重点,但压痛点也有"真假"之分,"真压痛点"取穴是保证疗效的关键。但临床中常常发现,有时候单取"真压痛点"也不能取得令人满意的疗效。

因为很多压痛点实际是骨及软组织力学的爆发点,并非原发病灶,所以以"真压痛点"还应依力学关系辨证分析,才能查找出最有效的穴位或部位,将"压痛点疗法"发挥出最大功效。因此,只针对"压痛点"的各式针刺治疗没有远期疗效,其原因大多如此。

"辨证论治"对推拿、针灸来说就是"辨证取穴"。取穴应是依症而来,分析得出,不能光靠所谓的经典或典籍按图索骥。既然要分析疾病,那就需要有大量"四诊"后获取的材料,依据这些材料再进行分析取穴。对于临床工作者来说,如何分析才是临床工作及理论学习的重点。

由于人体的复杂性及受医学科学发展所限,任何一种治疗或学科都不可能完备,都是阶段性的、不断发展的,所以边破边立的医学思维模式是符合医学科学特点的。近些年,随着生物力学在病因学方面研究的深入,许多学者提出伤科类疾病都是由力学失衡造成的。力学的失衡不外乎骨和软组织力学两方面的异常。因此,压痛点疗法还应结合着软组织和骨的力学关系辨证分析,选取合理的穴位或部位。

骨力学的改变势必会引起某些部位软组织的异常应力,导致软组织的病变,这就是"骨病及肉",是伤科疾病的传变规律。因此,在软组织的检查方面,应尤其重视骨之间的异常应力状态,如脊柱的生理曲度、椎体间隙、骨盆结构以及下肢各关节形态等改变,都是临床上帮助医生分析力学平衡失调的依据,这也是笔者正骨治病理念的缘由。

运动轴一侧软组织力学失衡后,运动轴的相应侧及其他运动轴的力学关系必然发生改变,久之就会累及整个关节,使骨的力学关系发生改变,这就是"肉病及骨"。这也就解释了肩周一侧软组织损伤后,久之成为肩周炎的原因。

因此,笔者"骨肉同治"的理念就是基于二者的相互影响而提出来的。

由上可见,"压痛点疗法"要想有效,除了对压痛点的局部施治外,针对于力学失衡组织的康复治疗尤为关键。"加强针"就是为了解决这个问题而产生的。

1.病损的特定压痛点取穴

病损出现的特定压痛点是取穴之处,如网球肘患者的肱骨外上髁、胫骨粗隆骨骺炎患者的胫骨粗隆。

2.运动状态下的压痛点取穴

主动活动、被动活动时,引起明显疼痛的点或针刺后对患者症状有着明显影响的点,是动针取穴的依据。此点需要辨证分析后才能找出,常在肌肉的起止点或肌腹部位,常用于伤科疾病的取穴治疗。

总之,人体任何部位的损伤均应从整体上进行辨证分析,从软组织和骨关节两方面查找原因,这就是祖国医学文化强大的原因——"整体观"。骨及软组织的力学失衡及二者在失衡状态下相互之间所起的作用,是临床辨证的重中之重。

（五）肌筋膜触发点

肌筋膜触发点是指受累骨骼肌上能够激惹疼痛的位置,通常可在这个位置上摸到一个如琴弦样拉紧的带或条索样结节,挤或触压时疼痛,并且能引起远处的牵涉痛和交感现象。

肌筋膜触发点实际上也属于祖国医学"筋结""条索"等范畴的一部分,只不过近些年西方医学的引入,使其独成体系。笔者在临床实践中也常常将这些属于肌筋膜触发点范畴的"筋结""条索"作为推拿、针灸治疗的特殊腧穴,效果显著。因此有必要将肌筋膜疼痛触发点的历史渊源做一简单介绍。

肌筋膜疼痛触发点于 1942 年由美国风湿病学家捷特·特拉维尔（Jant Travell）女士首先发现并提出,大卫·西蒙斯（David Simons）教授和其他的临床康复专家们进行了大

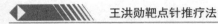

量的临床和实验方面的研究,证实了这些触发点的存在及其病理生理学和神经生理学的基础。随着基础研究进一步深入,肌筋膜疼痛触发点的研究在形态学、电生理学方面取得了很大的进展,为临床提供了很好的理论指导。

随着临床实践的不断深入,相关学者深深体会到:肌筋膜疼痛触发点所致的肌筋膜疼痛综合征(又称"肌筋膜炎")是疼痛门诊最常见的疼痛种类。在总的临床研究中,有30％的患者的疼痛来自肌筋膜疼痛综合征。如临床上常见的颈椎病、耳大神经痛或枕大神经痛、胸廓上口综合征、肩周炎、网球肘等许多疾病就是由于这些部位肌肉的肌筋膜疼痛触发点造成的。而肌筋膜触发点受到激惹,是骨骼肌系统疼痛的主要原因。

在临床实践中如何才能及时发现和找到引起临床症状的肌筋膜触发点,是临床工作的重点。另外,在人体和动物的研究中,已经可以肯定肌筋膜触发点总是发生在神经肌肉接头处。

肌筋膜触发点也是靶点针推疗法中的"靶点"范畴。正常人体的每一块肌肉都可以因某些慢性损伤而引起一个或多个潜在的触发点,这些潜在的触发点仅有局部的疼痛,被某些因素激惹后会变为活动触发点,进而触发远处的牵涉痛和局部的其他症状。潜在的触发点常常处于休眠状态,并持续多年,一旦被某些原因反复激活,甚至可引起受累骨骼肌的肌无力、牵张范围减少和关节运动受限。这些因素有创伤、急性过牵、超用疲劳、劳累、受凉、抵抗力下降、反复感冒、体内某些营养物质的缺乏等。

临床上对触发点的药物治疗,主要应用营养补充剂、微循环改善剂和机体免疫改善剂。这些激惹因素和治疗措施都给我们的预防及推拿、针灸治疗提供了很好的诊疗思路。

第六节　针　刺

一、针刺手法

针刺手法作为传统针灸的一个重要组成部分,是重要的针灸技能。针刺手法作为针灸学中最具特色的内容之一,蕴含了从古至今广大针灸临床、教学、科研工作者的智慧结晶。古人对针刺手法十分重视,如《针灸易学》云:"不知难不在穴,在手法耳。明于穴而手法不明,终身不医一疾。"《神灸经论》也认为:"用针之要,先重手法,手法不调,不可以言针灸。"

既往的针刺手法研究多集中于捻转、提插、补泻手法,但究其本源只是一种行针手法,对针刺机制则缺乏规律性、系统性的研究。

针灸治病取效的关键,在很大程度上取决于针刺手法,如《济生拔萃·针经摘英集》说:"其病并依穴针灸,或有不愈者何?答曰:一则不中穴;二则虽中穴,刺之不及其分;三则虽及其分,气不至出针;四则虽气乏,不明补泻,故其病成。"所以针刺手法的好坏与临床疗效是成正比的。

针刺治疗时必须选准所要治疗的局部及穴位,在此前提下则要求进针时手法熟练,透皮要快。透皮入针后,则根据病情仔细探取患者对针刺反应的感觉,掌握所谓"针入贵速,既入徐进"的原则。

（一）爪切式进针法

左手拇指或食指爪甲掐（切）着穴位,右手捏针沿指甲旁边刺入,称为爪切式进针法。此种针刺方法比较适合视力视障的针灸师（图2-6-1）。

（二）夹持进针法

夹持进针法是指用左手拇、食二指持捏消毒干棉球,夹住针身下端,将针尖固定在所刺腧穴的皮肤表面位置；右手捻动针柄,将针刺入腧穴。此法适用于长针的进针（图2-6-2）。

由于弯针针体粗,针尖钝,而皮肤又有较强的弹性,因此进针时要用力,进针时,施针医生一手拇指与食指紧握弯针距针尖3分处,另一手拇指、食指、中指紧捏针柄,精神要集中,全神贯注,吸气运力猛刺皮下。顺利进针后,要根据患者胸前、背后、腹部、四肢及四肢骨间隙的穴道,掌握好针尖与皮肤的角度,随患者吸气动作进针,以达到针刺要求。退针时,均用左手拇指、食指持无菌干棉球,轻置针孔处,右手提握针柄,慢慢将针体从施针部位拔出,待完全退出后用无菌干棉球按压针孔片刻,以防皮下周围充血。

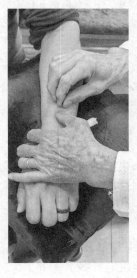 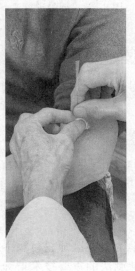

图2-6-1　爪切式进针法　　　　图2-6-2　夹持进针法

（三）舒张进针法

舒张进针法是指用左手拇、食二指将所刺腧穴部位的皮肤向两侧撑开,使皮肤绷紧；右手持针,使针从左手拇、食二指的中间刺入。此法主要用于皮肤松弛部位的腧穴（图2-6-3）。

（四）提捏进针法

提捏进针法是指用左手拇、食二指将针刺腧穴部位的皮肤捏起，右手持针，从捏起的上端将针刺入。此法主要用于皮肉浅薄部位的腧穴进针，如印堂穴等（图2-6-4）。

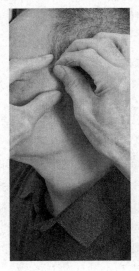 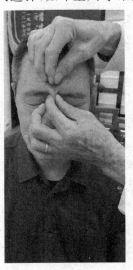

图 2-6-3　舒张进针法　　　　　　图 2-6-4　提捏进针法

二、针刺方向、深度和刺法

依据针的型号及长短的不同、运用的目的和部位的不同，医生可选择不同的针刺方向和针刺深度。

（一）针刺方向

一般来讲，针刺方向有直刺、斜刺和横刺三种，根据临床需要，在一次治疗中可以针对不同腧穴，采用不同的针刺方向。长针多采用横刺法，一针可以取多个穴位且比较安全。

（二）针刺的深度

中国中医科学院主任医师、教授、中国著名针灸专家、中国工程院院士程莘农认为，针刺深浅问题是毫针刺法的重要技术指标之一，直接决定疗效。但是，决定针刺深浅的因素是多方面的。总体来说，病情是决定针刺浅深的关键，腧穴所在部位是决定针刺浅深的基础，患者的年龄、体质是决定针刺浅深的重要条件。

因此，许多大家还是比较看中针刺深浅的辨证的，而并非为了安全和便于推广而一律浅刺。推拿要求力达病所，方会速效，针刺疗法亦然。针达病灶的刺法配合着经穴的调理，是针刺疗法起效的关键。一般来讲，平刺时针刺的深度以皮下筋膜层为宜。

针刺深度的大体规律是：在四肢、腰部、腹部、臀部等一般用直刺（80°～90°）法，可深刺；胸部、颈部、背部宜用斜刺（30°～50°）法，可浅刺；面部、额部宜用横刺（10°～20°）法，宜浅刺。具体部位或穴位的针刺深度可参阅相关针灸书籍,在此就不赘述。当然,还应根据患者胖瘦及肌肉丰厚程度不同而详定。

（三）刺法的产生和发展

刺法的形成和产生与生产力的发展有着密切的关系。在古代,砭石出现之前,还可能有天然植物的针刺作为早期的针刺材料,后来才出现了有据可查的砭石,以及骨针、竹针、陶针、青铜针、铁针、金针、银针到现在的不锈钢针。再后来,随着针的用途不同,针的形状也产生了改变,针刺的工具从砭石发展到九针,标志着针刺方法的形成。在《黄帝内经》中有多篇涉及九针的应用及其所形成的理论。

九针各有其不同的形状、大小、用途、治疗范围和操作方法。现今,九针中部分针具已经不用,部分针具有所演变,但古医籍中有关九针的载述,对今人认识针刺疗法及其理论仍具有启发意义。如今九针中的毫针得到了广泛的发展,针灸医师们还试图用毫针代替九针中的其他针具来治疗临床各科疾病。难道大家忘了《灵枢·官针》中所言:"九针之宜,各有所为,长短大小,各有所施也。"这句话明明白白地告诉我们,不同针具,各有各自的适应证和用法。所以,另外一个影响针刺疗效的就是针具。同一材质,针具不同,对不同疾病的针刺效果也可能不同。

针刺手法与针刺治疗的效果也有着直接的关系。即使取穴相同,刺法不同,疗效也迥异。《黄帝内经》就总结了上古以来的针刺方法,提出了五刺、九刺、十二刺等。以后历朝历代针刺手法都有一定的发展和创新,直至清代中叶以后,随着针灸医学的渐趋衰落,针刺手法再无进展。20世纪50年代后,针灸学术又有了很大的发展,针刺手法的研究步入一个新的历史时期,针刺手法越来越受到应有的重视。

此外,针刺方法在结合了物理治疗和药物注射等方法后,也获得了新的发展。一些以人体特定部位的全息穴位作为针刺选穴的针法,由于其对医学基础要求不高,且比较安全、便于操作、易于普及推广等特点,而越来越受到初学者的欢迎。如现在的耳针、腕踝针、面针、鼻针、眼针、手针、脐针等。

下面就重点介绍一下《黄帝内经》中的"五刺""九刺"和"十二刺"的刺法,希望能对针灸爱好者的学习及临床实践有所启发。

1.五刺

《灵枢·官针》:"凡刺有五,以应五藏。"这是从五脏应合五体(皮、脉、筋、肉、骨)的关系分成五种刺法,故又名"五脏刺"。

(1)半刺:"半刺者,浅内而疾发针,无针伤肉,如拔毛状,以取皮气,此肺之应也。"这种刺法是浅刺于皮肤,刺得浅,出针快,好像拔去毫毛一样。因其刺入极浅,不是全刺,所以称半刺。其主要作用是宣泄浅表部的邪气。临床上适宜于治疗风寒束表,发热咳嗽喘息等和肺脏有关的疾病以及某些皮肤病。

(2)豹文刺:"豹文刺者,左右、前后针之,中脉为故,以取经络之血者,此心之应也。"这是一种以穴位为中心,进行散刺出血的刺法。因其针刺出血点多,形如豹文,所以称为豹文刺。此法与九刺中的络刺、十二刺中的赞刺同为浅刺出血的方法。因为心主血脉,故本法与心气相应,能治红肿热痛等症。

（3）关刺："关刺者，直刺左右尽筋上，以取筋痹，慎无出血，此肝之应也；或曰渊刺；一曰岂刺。"这种刺法多在关节附近的肌腱上进行针刺，因为筋会于节，四肢筋肉的尽端都在关节附近，故名关刺，可治筋痹症。因针刺较深，必须注意不宜伤脉出血。由于肝主筋，所以与肝脏相应。

（4）合谷刺："合谷刺者，左右鸡足，针于分肉之间，以取肌痹，此脾之应也。"这种刺法是在肌肉比较丰厚处，在进针后，退至浅层又依次再向两旁斜刺，形如鸡爪的分叉。"肉之大会为谷"，故称合谷刺。临床上用于治疗脾与肌肉疾病、痹证。

（5）俞刺："俞刺者，直入直出，深内之至骨，以取骨痹，此肾之应也。"这是一种直进针，直出针，深刺至骨骼的刺法。与十二刺中的短刺、俞刺相类似。"俞"是内外"输"通的意思，故称俞刺。临床上用于治疗骨痹（包括深部病症）。

2.九刺

《灵枢·官针》："凡刺有九，以应九变。"所谓变者，是指不同性质的病变。故九刺的主要内容就是讨论九类不同性质的病变，应运用九种不同的刺法。

（1）俞刺："俞刺者，刺诸经荥俞、脏俞也。"这是一种五脏有病时的针治方法。如脏腑疾病，可取有关经脉的肘膝以下的荥穴和输穴，以及背部相关的五脏俞（如肺俞、心俞、肝俞、脾俞、肾俞）。

（2）远道刺："远道刺者，病在上，取之下，刺府输也。"这是上病下取，循经远道取穴的一种刺法。府输原指六腑在足三阳经上的下合穴，一般适宜于治疗六腑的疾病。

（3）经刺："经刺者，刺大经之结络经分也。"这是刺经脉所过部位中气血瘀滞不通有结聚现象的地方（如瘀血、硬结、压痛等）。这种刺法主要治疗经脉本身的病，并单独取用病经的俞穴治疗，故称为经刺。

（4）络刺："络刺者，刺小络之血脉也。"这是浅刺体表瘀血的细小络脉使其出血的一种方法。由于这种刺法以刺血络为主，故称络刺，又称"刺络"，多用于实证、热证。

（5）分刺："分刺者，刺分肉之间也。"这是指针刺直达肌肉部的一种刺法。分肉指附着于骨骼部的肌肉。治疗肌肉的痹证、痿证或陈伤等，均可选用此法，以调其经气。

（6）大写刺："大写刺者，刺大脓以铍针也。"这是切开引流、排脓放血、泻除火邪的刺法。"写"通"泻"，排除、泄出的意思，故称大写刺。

（7）毛刺："毛刺者，刺浮痹于皮肤也。"（"于"字据《针灸甲乙经》补）因浅刺在皮毛，故称毛刺。

（8）巨刺："巨刺者，左取右，右取左。"这是一种左病取右，右病取左，左右交叉取穴施治的方法。

（9）焠刺："焠刺者，刺燔针则取痹也。"这是将针烧红后刺入体表的一种方法，用来治疗寒痹、瘰疬、阴疽等病症。

3.十二刺

十二刺是中国传统针灸疗法中的精华之一。《灵枢·官针》记载："凡刺有十二节，以应十二经。"节，是节要的意思。由于刺法中有十二节要，所以能应合于十二经的病症，又称"十二节刺"。

（1）偶刺："偶刺者，以手直心若背，直痛所，一刺前，一刺后，以治心痹。刺此者，傍针之也。"此法以一手按患者前心,相当胸部募穴等处,一手按其后背,相当于相应的背俞处,在前后有压痛处进针。这种一前一后,阴阳对偶的针法,称为偶刺,又称"阴阳刺"。临床对脏腑病痛以胸腹部募穴和背俞穴相配同刺,即属本法。

(2)报刺:"报刺者,刺痛无常处也。上下行者,直内无拔针,以左手随病所按之,乃出针,复刺之也。"此法是治游走性病痛的针刺方法,根据患者所报之处下针。施行手法后,询问患者针处是否痛止,另再在其他痛处下针。报,亦作"复"解,即出针后复刺的意思。

(3)恢刺:"恢刺者,直刺傍之,举之,前后恢筋急,以治筋痹也。"这种刺法,是专对筋肉拘急痹痛的部位四周针刺。先从旁刺入,得气后,令患者做关节功能活动,不断更换针刺方向,以疏通经气、舒缓筋急。恢,有恢复其原来的活动功能的意思。

(4)齐刺:"齐刺者,直入一,傍入二,以治寒气小深者。或曰三刺,三刺者,治痹气小深者也。"这种针法是正中先刺一针,并于两旁各刺一针,三针齐用,故名齐刺。这种刺法与恢刺相反,恢刺为一穴多刺,或称"多向刺";齐刺为三针集合,故又称"三刺"。齐刺用于治疗病变范围较小而部位较深的痹痛等症。

(5)扬刺:"扬刺者,正内(纳)一,傍内(纳)四而浮之,以治寒气之博大者也。"这是在穴位正中先刺一针,然后在上下左右各浅刺一针,刺的部位较为分散,故称为扬刺。本法适宜治疗寒气浅而面积较大的痹证。近代梅花针叩刺法,即为扬刺法的演变。

(6)直针刺:"直针刺者,引皮乃刺之,以治寒气之浅也。"此法为先挟持捏起穴位处的皮肤,然后将针沿皮下刺之。"直"是直对病所的意思,近代多称作沿皮刺或横刺。这种刺法,进针较浅,用于治疗浅表络脉等部位的病症。

(7)俞刺:"俞刺者,直入直出,稀发针而深之,以治气盛而热者也。"这种刺法,是垂直刺入较深处候气,得气后慢慢将针退出,乃从阴引阳,输泻热邪的一种手法,以治气盛而热的病症。"俞"(腧)与"输"通,直入直出,以泻病邪,故称俞刺。

(8)短刺:"短刺者,刺骨痹,稍摇而深之致针骨,所以上下摩骨也。"其法是慢慢进针,稍摇动其针而深入,在近骨之处将针上下轻轻捻转。"短"是接近的意思,故称短刺,用于治骨痹等深部病痛。

(9)浮刺:"浮刺者,傍入而浮之,以治肌急而寒者也。"此是斜针浅刺的一种方法,故名浮刺。浅刺勿深以治肌肉寒急。近代应用皮内针法,就是本法的演变。浮刺和毛刺、扬刺同属浅刺法,但是毛刺为少针而浅刺,扬刺是多针而浅刺,与本法均有所不同。

(10)阴刺:"阴刺者,左右率刺之,以治寒厥;中寒厥,足踝后少阴也。"阴刺是左右两侧穴位同用的刺法。

(11)傍针刺:"傍针刺者,直刺、傍刺各一,以治留痹久居者也。"这种刺法,多应用在压痛比较明显,而且固定不移,久久不愈的痹证。针刺时先直刺一针,再在近旁斜向加刺一针。由于正傍配合而刺,所以称傍针刺。

(12)赞刺:"赞刺者,直入直出,数发针而浅之出血,是谓治痈肿也。"直入直出,刺入浅而出针快,是连续分散浅刺出血的刺法,用于治痈肿、丹毒等症。"赞"是赞助其消散的意思,故称赞刺。

很多人说了,都什么年代了还把这些老掉牙的知识拿出来研究?现代的很多针法根本都用不上这些针刺法,效果也一点都不差,甚至觉得现在的针法好于古代,对中医的许

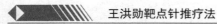

多疗法的发展产生了忧虑。

现在很多国人面对中医的发展现状,提出了"中医的未来究竟在哪里?"的疑问,认为"现代医学在不停地发展进步,而我们大多数中医医生的眼光却依然停留在研究好中医经典便会看病的窠臼里裹足不前,对现代研究出来的中药药理一概不看"。当然,这些对此有疑问的人并不是说经典不好,而是认为"时代在变,人类的病也在变,希望更多的中医人能抬头看看前方,去发展去壮大我们的祖国医学,保护好这座珍贵的中国宝藏"。有这些疑问的人说明他们对祖国医学的发展是关心的,对目前中医的发展现状及中医多数从业者的素质和医疗能力是不满意的。

之所以有这样的疑虑,还是因为他们对祖国医学不甚了解的缘故。现代医学之所以看低中医,是因为中医是规律,西医是定理。定理是可以证明出来的,规律是总结出来的,这是现代医学与中医学的区别。中医是一门未知的科学,强行用已知的科学来解释未知的科学,这本身就不科学!所以,就不能用现代医学所谓"科学性"的眼光来看待中医。我们的祖先善于总结自然界所有事物的变化规律,规律一旦总结起来了,就适用于一切。病虽然也在不断产生或不断变化,但万变不离其宗。看整体变化,不用注重内在具体的细枝末节或中间过程,这就是中医治疗学高明的地方。

三、留针

(一)概念

留针法,又称"停针法""置针术",使针留置穴内,称为留针。停留期间,可以不行针,静置久留,也可以适当施以各种手法,主要依据病情以及不同的针具而定。

(二)目的

留针的目的是加强针刺的作用和便于继续行针施术。一般病症只要针下得气而施以适当的提拉手法后,即可出针或留针 10~20 分钟;但对一些特殊病症,如急性腹痛、破伤风、角弓反张、寒性或顽固性疼痛及痉挛性病症,则可适当延长留针时间,有时留针可达数小时,以便在留针过程中间歇性行针,以增强、巩固疗效。有时为了持久镇痛,也可埋针,但要注意埋针的深度和部位以不妨碍正常的活动为宜。

根据临床治疗需要可以留针,也可以不留针,儿童一般不要留针。当然,具体状况需针灸师自己斟酌。现在的很多针法一般不用留针,扎针、行针后可即刻拔出。

四、行针

(一)概念

行针也称"运针",是指将针刺入腧穴后,为了使之得气,调节针感以及进行补泻而实施的各种针刺手法。针灸治疗强调"气至而有效",针刺人体不同部位会有不同的感觉。针刺肌肉组织有酸、重、胀的感觉,刺中神经有麻和放电感,产生疼痛是由于刺中了血管或末梢神经。行针的目的是加强针感,巩固得"气",催"气"远行,振奋经气,畅达经脉,提高临床疗效。

（二）方法

行针常用的方法如下：

1.扫散法

扫散法是医者掌心向下,用拇指及食中指捏住针柄,使针身在治疗部位的皮下做扇形运动的行针方法。扫散时为了增大扫散的面积,提高疗效,医者可以在同一针刺点向不同部位针刺后再行各个部位的"扫散法"。本法常用于粗大针。

2.滞动法

滞动法是指在滞针后进行的行针方法,多数毫针常见的行针方法皆可用于滞动法。

（1）提插法：同毫针。滞针后在原位反复做上下进退的操作方法。

（2）环转法：滞针后医者拇指与屈曲的食指桡侧相对捏住针柄,在牵拉针体的基础上,医者的手做环转运动。

（3）摆动法：滞针后医者拇指与屈曲的食指桡侧相对捏住针柄,在牵拉针体的基础上,医者的手做左右方向的摆动运动。

3.提插法

提插法是将针刺入腧穴的一定深度后,使针在穴内进行上下进退的操作方法。使针从浅层向下刺入深层为插,由深层向上退到浅层为提。一般来说,提插幅度大,频率快,刺激量就大；提插的幅度小,频率慢,刺激量就小。

4.摆动法

摆动法是将毫针扎入身体后,医者拇指与食指、中指相对捏拿针柄做左右方向的摆动。

5.摇针法

摇针法即在针刺达到预定深度,出现针感后,持针柄将针体摇动,开大孔穴,以加强针感的手法。

6.搓针法

搓针法即在针刺达到预定深度,出现针感后,手持针柄,用拇指、食指将针向单方向搓转的手法。此手法刺激较强,旋针时不可粗暴。

五、出针

（一）概念

在行针施术或留针后将针拔出体外,即为出针。

（二）方法

出针时一般先以左手拇指、食指按住针孔周围皮肤,右手持针做轻微捻转,慢慢将针提至皮下,然后将针起出,用消毒干棉球揉按针孔,以防出血；或在针刺点拔罐,将瘀滞的

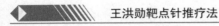

血液排出,后用酒精棉球在针刺点擦拭消毒。出针后患者应休息片刻方可活动,医者应检查针数以防遗漏。

六、取穴原则

针刺取穴要采取病因治疗和病症治疗相结合的原则。伤科方面更以先治原发部位压痛点,后治继发部位压痛点作为针灸治疗的重要原则。这一原则是经反复的临床实践验证所得。针灸治疗过程中,如果不遵循"先治原发,后治继发"原则,常会导致本已十分复杂的慢性疼痛治疗变得更加复杂化。

七、疗程

针法刺激量大,针感较强,即时疗效和远期疗效均显著。慢性病经针刺治疗后即时疗效都很好,但过一段时间后会有所反复,若要疗效稳定多需二三日之后。因此,症状较轻的疾病经一二次治疗就会达到满意疗效者,就无须安排疗程。若属慢性病、久病,则需要安排疗程进行治疗。一般以隔两日或三日针刺 1 次为宜,10～15 次为 1 个疗程,2 个疗程之间休息 3～5 日。

用粗大针针刺时,由于其针口较一般毫针粗,愈合需要一定的时日。如需按疗程治疗,最好轮流辨证选穴或从不同针刺部位进针,加速针刺点的愈合。

第七节　与其他疗法相结合

多种治疗相结合往往会提高医疗效果,临床上常常把针刺法与下面的疗法相结合。

一、与电针仪相配合

电针仪集现代电子技术与传统经络理论于一身,具有检查、保健及治疗作用。其操作安全简便,疗效确信可靠,广泛适用于临床内科、外科、妇科、皮肤科、眼科、五官科、骨伤科等,能治疗百余种各系统疾病;尤其对常见病,如偏头痛、三叉神经痛、周面神经麻痹、坐骨神经痛、牙痛、肩周炎、网球肘、挫伤、肌肉劳损、急性胃痛、痛经、便秘、泄泻、肾绞痛、胆绞痛、急性阑尾炎、急性扁桃体炎、带状疱疹等均有显著疗效。

针刺法自身的疗效有目共睹,与电针仪强强配合可以显著提高疗效。

二、与特定电磁波谱(TDP)治疗仪相结合

TDP 治疗仪在各医院被广泛使用,有特殊的治疗效果,广泛应用于理疗科、内科、外科、妇科、骨科、五官科、皮肤科、神经科等的各种疾病,是一种疗效高、见效快、无疼痛、应用广、不良反应小的新型医疗保健器械。

TDP 的治疗板,是根据人体必需的几十种元素,通过科学配方涂制而成。在温度的作用下,其能产生出带有各种元素特征信息的振荡信号,故命名为"特定电磁波谱"。

（一）作用原理

治疗板受热产生的各种元素的振荡信号，随红外线进入机体后，与机体相应元素产生共振，使元素所在的原子团、分子团的活性得以大幅度提高，通过激活体内各种酶的活性，增强对缺乏元素的吸收，调整体内元素的相对平衡，抑制体内自由基的增多，修复微循环通道等，提高人体自身免疫功能和抗病能力。所以，TDP 治疗器是一种高效、安全、简单的理疗型医疗器械。

（二）应用范围

1.软组织损伤
肩周炎、腰肌劳损、网球肘、腱鞘炎、急性软组织扭拉伤及挫伤等。
2.骨骼病变
骨关节炎、风湿性关节炎、骨质增生、腰椎间盘突出等。
3.神经系统及血液循环系统障碍性疾病
卒中后遗症、坐骨神经痛、三叉神经痛、静脉曲张、前列腺炎、神经衰弱、头痛、失眠等。
4.运动康复与养生保健（略）

（三）注意事项

1.用电安全
TDP 治疗器配用的单相三线插头，必须接好地线，以确保使用安全，用后即关闭电源；使用中不得用金属物品接触远红外片，以防触电；要防止强烈震动、倾倒、受潮，注意保护板面。
2.部位裸露
治疗部位必须完全裸露，否则影响疗效。但面部调理时，患者应戴上有色眼镜或眼罩，保护双眼，以免眼球出现干涩现象。婴幼儿的皮肤娇嫩，治疗温度应酌减。
3.适宜距离
辐射距离不宜过近，否则容易发生皮肤灼伤或患者活动时易误触辐射头而被烫伤。但距离过远，也会影响疗效，医者应依据患者的耐受情况随时调节照射的距离。
4.防止烫伤
使用中应随时检查照射距离及温度，以防烫伤；请勿接触灯罩外壳，以防烫伤；生活不能自理的人，应在他人帮助监护下使用；感觉减退患者应注意照射的距离和时间，不应以患者的感受度作为温度是否适宜的依据。

（四）禁忌证

意识障碍、高烧、开放性肺结核、严重动脉硬化、出血症等以及其他已导致体温升高的病症或提升体温会导致病情加重的病症均应详加辨证，谨慎使用 TDP 治疗。
针刺后再用 TDP 治疗仪照射，成为提高针刺疗效的标配。其操作方便，安全可靠。

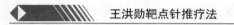

三、与拔罐相结合

针刺以后再在针刺部位拔罐，能将病变部位的瘀血或炎性物质排出，会显著提高疗效。自古民间就有"放血拔罐，病好一半"的俗语。

（一）拔血罐的功效

这种疗法可以逐寒祛湿、疏通经络、祛除瘀滞、行气活血、消肿止痛、拔毒泻热，具有调整人体的阴阳平衡、解除疲劳、增强体质的功能，从而达到扶正祛邪，治愈疾病的目的。所以，许多疾病都可以采用拔血罐疗法进行治疗。

（二）具体的操作方法

1.消毒

用 75％的酒精或 0.2％的碘酒消毒施术部位的皮肤及相应腧穴。

2.点刺放血

用三棱针或梅花针（现在多用一次性采血针）或一次性注射器针头，在所选穴位处进行点刺或叩刺。另外，一定要控制好针刺的深度和出血量。

3.拔罐

用已经消毒的火罐或真空罐在针刺部位拔罐，静待 10 分钟左右。

4.起罐

一手指用力下压罐口一侧的皮肤或拔下真空罐的控制阀门，使罐内负压解除，取掉罐子；用医用脱脂棉或消毒纸巾擦掉拔出来的毒血，然后再以酒精或碘酒反复消毒伤口部位的皮肤。

（三）注意事项

1.严格消毒

消毒一定要严格，以避免发生感染。特别是罐口，常与皮肤破损处接触，应加强此部位的消毒。

2.预防传染

操作者最好戴上乳胶手套，不要沾染患者的血液，避免血液传染疾病。

3.放血量

放血量因人而异，辨证施用。若出血量在 100 mL 左右，可以 15～25 天拔血罐一次；小于 50 mL，可以每周一次；小于 30 mL，可以 3～5 天一次。

（四）禁忌人群

任何一种疗法都不可能适于任何疾病，拔罐疗法也一样。选择好适应证，把握好禁忌证，科学辨证谨慎选择拔罐治疗，就可避免不必要的纠纷。

1.身体久虚者

此类患者可辨证放血拔罐，但每次出血量应少，并观察拔血罐后对患者的体能有无影响。若感拔罐后身体明显偏虚,则应停止拔血罐,等体质增强后再依治疗需要谨慎拔血罐。

2.血液疾病

有出血倾向者、血液病患者、血小板减少者,不可进行拔罐。

3.精神类疾病

如有精神分裂症、躁狂抑郁性精神病、更年期精神病、偏执性精神病及各种器质性病变伴发的精神病等,不可进行拔罐。

四、与艾灸相结合

为了进一步增强针刺后的效果,针刺可以与艾灸配合治疗。多年的临床发现,灸法对于伤科病症中较浅层的疼痛病灶止痛效果较好,如棘上韧带损伤、肱骨外上髁炎、桡骨茎突狭窄性腱鞘炎及皮下浅层肌肉附着点的病变。灸法对局部损伤处的医治效果,有时往往是针灸所不及的,正如古语所言"药之不及,针之不到,必须灸之",说明艾灸在某些疾病的治疗方面确有自己独到的功效。

通常认为针和灸是同一种疗法,其实并不是这样。虽然它们的理论基础都是建立在传统医学——人体经络穴位的认识上,但针疗产生的只是物理作用,而艾灸是药物和物理的复合作用。即使同是物理效用,其对机体产生的影响也不是一样的,因此,两者治疗的范围和效果可能也不会一样。所谓"针所不为,灸之所宜",指的就是两者之间的功效及适用范围的区别。

艾条灸是灸法中最常用的一种方式,掌握了艾条灸的技法可显著提高疗效。

(一)艾条灸的技法

艾条灸是指用特制的艾条在需要施术的穴位或部位上熏烤或熨烫的方法,常用的主要技法如下:

1.温和灸

将艾条的一端点燃,对准施灸的腧穴或患处,距离皮肤 2~3 cm 处进行熏烤,使患者局部有温热感而无灼痛为宜。一般每穴灸 10~15 分钟,以皮肤红晕为度。

2.雀啄灸

点燃的艾条置于穴位上约 3 cm 高处,艾条一起一落、忽近忽远地上下移动,如鸟雀啄食样,一般每穴灸 5 分钟。

3.回旋灸

点燃艾条,悬于施灸部位上方约 3 cm 高处。艾条在施灸部位上左右往返移动,或反复旋转进行灸治,使皮肤有温热感而不至于灼痛。一般每穴灸 10~15 分钟,移动范围在 3 cm 左右。

4.实按灸

用加药艾条施灸,因临床需要不同,艾条里捧进的药品处方亦异,又分为雷火神针、太乙神针、百发神针等。之所以称为"针",是因为操作时,将药艾条实按在穴位上,犹如针刺故名。

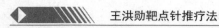

操作时,在施灸部位铺上6～7层棉纸或棉布,将艾条点燃,对准穴位直按其上,稍停1～2秒钟,使热气透达深部;若艾火熄灭,可再点再按。每次每穴按灸5～7下,以皮肤红晕为度。

（二）灸法的功效

说艾灸是一种神奇的疗法,是因为它的确有很多不同凡响之处。

1.疗效神奇

艾灸的疗效十分显著,适应范围十分广泛,在中国古代是治疗疾病的主要手段。用中医的话说,它有温阳补气、祛寒止痛、补虚固脱、温经通络、消瘀散结、补中益气的作用。其可以广泛用于内科、外科、妇科、儿科、五官科疾病,尤其对乳腺炎、前列腺炎、肩周炎、盆腔炎、颈椎病、糖尿病等有特效。

2.保健作用

艾灸具有奇特的养生保健作用。《黄帝内经》有"大风汗出,灸意喜穴",说的就是一种保健灸法。日本人须藤作等做过的灸法抗癌研究,表明艾灸可以使皮肤组织中潜在的抗癌作用得到活化,起到治癌抗癌的作用。

（三）灸法的机制

灸法在我国已有两千多年的历史,其治疗效果已为无数临床实践所证实。而对其机制的认识,仍是一个未解的谜。目前认为灸疗作用机制与以下五个方面有关。

1.局部刺激作用

灸疗是一种在人体特定部位,通过艾火刺激以达到防治疾病为目的的治疗方法,其机制首先与局部火的温热刺激有关。正是这种温热刺激,使局部皮肤充血,毛细血管扩张,增强局部的血液循环与淋巴循环,缓解和消除平滑肌痉挛,使局部的皮下组织代谢能力加强,促进炎症、粘连、渗出物、血肿等病理产物消散吸收;还可引起大脑皮质抑制性物质的扩散,降低神经系统的兴奋性,发挥镇静、镇痛作用;同时温热作用还能促进艾中对人体有效的药物成分的吸收。

2.经络调节作用

经络学说是祖国医学的重要内容,也是灸疗的理论基础。人是一个整体,五脏六腑、四肢百骸是互相协调的,这种相互协调关系,主要是靠经络的调节作用实现的。现代研究表明,经络腧穴具有三大特点:

（1）经络腧穴对药物具有外敏性:用同样艾灸方法选择一定的腧穴与一般的体表点,其作用是明显不同的。这说明腧穴相较于普通体表点更具敏感性和医疗性。

（2）经络腧穴对药物作用的放大性:经络并不是一个简单的体表循行路线,而是多层次、多功能、多形态的调控系统。在穴位上施灸时,影响其多层次的生理功能。在这种循环感应过程中,它们之间产生相互激发、相互协同、作用叠加的结果,导致了生理上的放大效应。

（3）经络腧穴对药物的储存性:腧穴具有储存药物的作用,药物的理化作用较长时间停留在腧穴或释放到全身,这种长效刺激持续作用于人体,便会产生整体调节作用,使疾病得以治愈。

3.调节免疫功能的作用

许多实验都证实灸疗具有增强免疫功能的作用。灸疗的许多治疗作用也是通过调节人体免疫功能实现的。这种作用具有双向调节的特性,即低者可以使之升高,高者可以使之降低,并且在病理状态下,这种调节作用更明显。

4.药物本身的药理作用

灸疗的用药情况,虽比不上内治法丰富,但从各种隔物灸及太乙针灸、雷火针灸在临床应用的情况看,也可窥灸疗辨证论治之一斑。特别需要注意的是,灸疗主要的功能是原料艾的功效。清代吴仪洛在《本草从新》中说:"艾叶苦辛,生温熟热,纯阳之性,能回垂绝之亡阳,通十二经,走三阴,理气血,逐寒湿,暖子宫,止诸血,温中开郁,调经安胎……以之艾火,能透诸经而除百病。"

5.综合作用

大量的临床研究表明,灸法的治疗作用是通过多方面的综合因素来实现的,是各种因素相互影响、相互补充、共同发挥的整体治疗作用。

以上诸因素,在中医整体观念和辨证论治思想指导下,临证进行合理选择,灵活运用,方能发挥灸疗最大的效能。

五、温针

温针为针法的一种,是在毫针针刺留针过程中,以艾绒裹于针尾,点燃加热以治疗疾病的方法。这种方法综合了针刺与艾灸的效能,故又称"温针灸""针柄灸"。

(一)治病机制

温针以传统医学理论辨证为主,以针刺为主治手段,借助针体将艾火产生的热力传入腧穴,以温通经脉,宣行气血,用来治疗寒滞经络,气血痹阻等疾病。

(二)操作方法与事项

1.操作方法

施术时在辨证取穴的基础上,再依针刺部位、穴位的不同选用不同型号的"温针"针刺得气后,在留针过程中,于针柄另一侧针体上裹以如枣核大的一团艾绒,或取约 2 cm 长之艾条一段,插在针柄另一端的针体之上,无论艾团、艾条段,均应距皮肤 2～3 cm,再从其下端点燃施灸。在燃烧过程中,如患者觉得灼烫难忍,可在该穴区置一张 5 cm^2 大的纸片,剪开一缝套在针体上,以覆盖腧穴处的皮肤,减轻灼烫感。每次如用艾团可灸 3～4 壮,艾条段则只需 1～2 壮。

2.操作事项

(1)温针灸要用质量好的艾团、艾段,否则燃烧过程中易掉落艾火灼伤皮肤。

(2)在温针时,嘱患者不要移动体位,即使有少量艾火掉落,也不要因恐惧紧张而随意活动,以防更多的艾火掉落,烫伤皮肤,烧毁衣物,甚至引起弯针或折针等事故的发生。

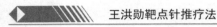

（三）主治

本法具有温通经脉、行气活血的作用，适用于寒盛湿重、经络壅滞之证，如关节痹痛、肌肤不仁等。随着温针疗法的广泛实践，其适应证已不局限于风湿疾患、偏于寒性的一类疾病，而是扩大到多种病症的治疗，如骨质增生、冠心病、高脂血症、痛风、胃脘痛、腹痛、腹泻等。

第八节　主治病症

针刺疗法可用于各系统疾病的治疗，如神经系统、运动系统、消化系统、呼吸系统、泌尿生殖系统，以及皮肤疾患、眼科疾患等。其主治病症多，疗效快且持久。

一、伤科疾病

（一）软组织方面

针刺疗法可用于治疗多种软组织损伤性疾病所致的顽固性疼痛，如肩周炎、网球肘、各种腱鞘炎、滑囊炎、髌下脂肪垫炎、膝关节内外侧副韧带损伤等关节周围的骨性和软组织退变性疾病，以及梨状肌损伤综合征、第三腰椎横突综合征等各种肌肉急性扭拉伤和慢性劳损等症。

（二）骨关节方面

1.骨质增生
各种骨质增生（骨刺）所致的疾病，如关节骨质增生性关节炎、颈腰椎骨质增生所致颈部、腰背部疼痛、骨刺、股骨头无菌性坏死等。
2.管腔狭窄性疾病
颈腰椎间盘突出症、腰椎间盘突出症、椎管狭窄导致的神经受压所产生的疼痛、麻痹甚至不全瘫痪等各种神经痛和功能障碍。
3.骨性关节炎
各种骨性关节炎所致的严重疼痛及运动功能障碍。
4.强直性脊柱炎
强直性脊柱炎所致的驼背、脊柱强直畸形、类风湿性关节炎。

（三）矫形

1.关节畸形
如"O"形腿、"X"形腿、马蹄足、足内外翻等。
2.骨折畸形
如长管状骨折畸形愈合、功能障碍的矫形治疗。

二、内科疾病

针灸疗法治疗内科疾病的效果显著。中医有"万病不治，求于脾肾"的论断，在危重疑难病的治疗上，其确有起死回生之效。盖脾胃为后天之本，"有胃气则生，无胃气则死"（《黄帝内经》）。脾胃一伤，百药难施，故保护脾胃为第一要义。肾为先天之本，为人生命之主宰，内寄命门真火，为生命的原动力，五脏精气的源泉。故五脏之伤，穷必及肾，肾气败亡则生命终结。

故凡治病，皆当首先顾护脾肾元气，勿使损伤，亟亟固脱救肾，醒脾救胃，使胃气来复，患者才有生机。

受传统中医理论临床思维的影响，笔者采用针刺法治疗内科疾病的通则是"疏肝理气""健脾和胃""固本培元"，从而达到"扶正祛邪""平衡阴阳"的目的。

从现代医学上来认识，"疏肝理气"就是解决心因性疾病的思维；"健脾和胃""固本培元"就是调节各内脏器官功能的问题；"阴阳平衡"就是调节身心平衡的问题，身心平衡了，身体也就健康了，也就起到了医疗的目的。

但由于本书主要内容倾向于伤科方面，因此，内科病症的治疗不再详述。在这里重点将内科所治病症和临床禁忌作一介绍。

（一）急性病症

急性病症是针刺疗法的最佳适应证，往往有立竿见影之神效。但急性病症中的外科急腹症往往需要禁忌。

研究人员发现，针灸刺激身体的迷走神经可以触动体内的一些过程，减轻炎症反应。但进一步研究又发现，当移除患者的肾上腺（体内生成激素的内分泌器官）时，电针不起作用。为此，研究人员展开了更深入的研究，发现了人体在具有正常功能肾上腺的情况下，当被施行电针时所发生的一些特异的生理改变。这些改变包括多巴胺水平升高。

针灸不仅对于败血症，对于治疗其他的炎症性疾病，如类风湿关节炎、骨关节炎和克罗恩（Crohn）病也都具有潜在的医疗效应。

不了解中医治病理论的人总是质疑针灸的医疗效果，认为针灸不会杀死病毒及细菌，怎么能治疗此类疾病，这不是胡说八道，过度夸大此疗法的功效吗？中医治病的重要理念是"扶正祛邪"，正气足了，免疫力就提高了，才可以抵御外邪，自愈力强了，身体也就康复了。这才是针灸治病的机制之一。

上面仅从迷走神经方面的研究来例证一下针刺治疗感染性炎症疾病的可行性。当然，我们还应从多方面来认识针刺疗法治疗疾病的机制。临床上下列疾病，如急性阑尾炎、急性胆囊炎、急性胆管炎、急性胰腺炎、急性肠憩室炎、急性坏死性肠炎、Crohn病、急性弥漫性腹膜炎、腹腔脓肿（如膈下脓肿、肠间隙脓肿、盆腔脓肿），都可以选用针刺治疗。

（二）慢性疾病

支气管哮喘、慢性支气管炎、慢性咽喉炎、慢性胆囊炎、胆结石、糖尿病、前列腺炎、头痛、头晕、胃肠道疾病、卒中后遗症、癫痫等内科的慢性痛症和功能性疾病都是针刺疗法的

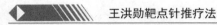

适应证。

此前也有刺激迷走神经治疗脑出血的实验研究,证实不论对于短暂性局灶性脑缺血还是永久性局灶性脑缺血,在脑缺血半小时后即给予 1 小时的迷走神经刺激,24 小时后都能够观察到脑梗死范围减小。

既往研究也表明,通过刺激迷走神经可发挥抑制炎症作用,从而使保护缺血性脑卒中造成的脑损伤成为了可能。

另有刺激迷走神经治疗癫痫的研究报告,认为刺激迷走神经可改变大脑内的电位,因而阻断甚至预防癫痫的发作。至于为何刺激迷走神经可以产生控制癫痫发作的效果,目前则尚未有真正的定论,但是在动物实验中发现,刺激迷走神经确实可以有效控制癫痫的发作。

三、其他

多科久不愈的杂病,如牙痛、耳鸣、耳聋、咽喉痛、周围性面瘫等耳鼻喉科的疾病,顽癣、麻木、瘙痒等皮肤科疾病,都可用针刺疗法治疗。

除了治病以外,针刺疗法还广泛应用于美体、美容,在减肥和去皱纹方面效果显著。针灸减肥的机制主要是调整人体的代谢功能和内分泌功能。针灸减肥对 20～50 岁的中青年肥胖者效果较好。因为在这个年龄阶段,人体发育比较成熟,各种功能也比较健全,通过针灸治疗,比较容易调整机体的各种代谢功能,促进脂肪分解,达到减肥降脂的效果。针刺后能够抑制胃肠的蠕动,并有抑制胃酸分泌的作用,从而减轻饥饿感,达到针灸减肥的目的。

在针灸减肥治疗过程中,可能会出现厌食、口渴、大小便次数增多,这些均属于正常现象。因为通过针灸治疗,机体的内在功能不断调整,使新陈代谢加快,能量不断消耗,而出现相应的临床症状。等到机体重新建立平衡,这些症状就会消失。

第九节　禁忌事项与针刺意外

针刺疗法常令患者恐惧,再加上不同患者自身健康状况的制约,临床应用时需要谨慎选择,莫要乱用。

一、禁忌事项

(一)禁忌证

1.禁忌人群

(1)患者在过度饥饿、暴饮暴食、醉酒后及精神过度紧张时,禁止针刺。

(2)孕妇的少腹部、腰骶部、会阴部及身体其他具有通气行血功效的部位,针刺后会产生较强针感的穴位(如合谷、足三里、风池、环跳、三阴交、血海等),禁止针刺。月经期禁止针刺。

（3）患有严重的过敏性、感染性皮肤病者，以及患有出血性疾病，如血小板减少性紫癜、血友病等禁止针刺。

（4）破伤风、癫痫发作期、躁狂型精神分裂症发作期等，针刺时不宜留针。

2.急腹症

（1）空腔器官穿孔：胃十二指肠溃疡穿孔、胃癌穿孔、伤寒肠穿孔、坏疽性胆囊炎穿孔、腹部外伤肠破裂。

（2）腹部出血：创伤所致肝、脾破裂或肠系膜血管破裂、自发性肝癌破裂，腹或腰部创伤导致的腹膜后血肿。

（3）梗阻：胃肠道、胆道、泌尿道梗阻。

（4）绞窄：胃肠道梗阻或卵巢肿瘤扭转致血循环障碍，甚至缺血坏死，常导致腹膜炎、休克。

（5）血管病变：①血管栓塞：如心房纤颤、亚急性细菌性心内膜炎，心脏附壁血栓脱落致肠系膜动脉栓塞、脾栓塞、肾栓塞等。②血栓形成：如急性门静脉炎伴肠系膜静脉血栓形成。③动脉瘤破裂：如腹主动脉瘤或肝、肾、脾动脉瘤破裂出血。

3.禁忌部位

（1）囟门：小儿囟门未闭时，头顶部不宜针刺。

（2）重要脏器所在部位：①胁肋部、背部、肾区、肝区不宜直刺、深刺，以免刺伤肝、脾、肾脏，尤以肝脾肿大患者更应注意；大血管走行处及皮下静脉部位的腧穴如需针刺时，则应避开血管，使针斜刺入穴位。②针刺项部及背部正中线第1腰椎以上的腧穴，如进针角度、深度不当，易误伤延髓和脊髓，引起严重后果。针刺这些穴位至一定深度，若患者出现触电感向四肢或全身放散，应立即退针，切忌捣针。③对于胃溃疡、肠粘连、肠梗阻患者的腹部和尿潴留患者的耻骨联合区，必须注意针刺的角度、深度。若刺法不当，也可能刺伤胃肠道和膀胱，引起不良后果。

（二）注意事项

1.端正态度

针刺治疗是一项严肃认真的工作，医者不得有半点疏忽大意，否则极易引起安全事故。

2.环境要求

治疗室要保持清洁安静、光线充足、温度适宜，定期进行通风和空气消毒。

3.掌握解剖结构和针刺技巧

弯针相较毫针粗大，故对组织的损伤也较毫针大，所以要熟悉人体穴位深度的解剖知识及针刺技巧，以防意外事故发生。

4.消毒严格

针刺治疗时应进行严格的消毒，包括针刺部位的皮肤、针具和医者的手指。

5.适宜体位

针刺治疗时要使患者体位舒适，刺背部时最好取坐位，腰背宜挺直，头略低，其余部位视需要可取俯卧位或仰卧位。

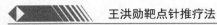

6.消除对针的恐惧

弯针既长又粗,刺激强,针刺前应将一般的针刺感觉告诉患者,使其预先有所思想准备,消除恐惧心理,以配合治疗。

7.注意针刺深度

进针均宜在皮下透刺,不宜过深,特别是胸背部和上腹部。腰部若要深刺,易伤及肾脏;针刺上腹部要检查肝脾是否肿大;针刺下腹部穴位时,需要排空膀胱。

另外,针刺脊柱部的督脉腧穴时,要注意针刺的深度。尸体研究表明,背腰部的督脉腧穴深浅不一,个体差异明显,不可一概而论。针刺过深会伤及脊髓,一般浅的可有(30.25±3.14)mm,最深的可达(43.32±5.49)mm,故在临床上单以这些数据为针刺深度的依据,很难做到安全实效。结合着解剖特点和各层组织的针刺感觉来确定针刺的深度,可能会更科学。

一般来讲,针尖透过皮肤、皮下组织、棘间韧带、黄韧带进入椎管内的硬膜外腔,此时针下阻力可突然降低,甚至有落空感;若再继续深刺,针尖可穿过硬脊膜、硬膜下隙、脊髓蛛网膜下腔、软脊膜而损伤脊髓或相应血管,此时患者可有触电感放散,甚至出现脊髓功能障碍。因此,当针刺至深层遇阻力突然降低时,应立即退针,切勿再深刺或捣针。

8.避免刺伤大血管

下针时应注意避开静脉与动脉显露处或表浅处。深刺时若刺中血管,患者可觉针下剧痛或针体有跳跃感,应立即停止进针,再将针慢慢提起,压迫针孔片刻。

(1)针刺动脉后的临床特点:进针至深层组织后,遇阻力突然增大且有弹性感,针下疼痛,提示针尖已经接触到动脉。

(2)针刺神经后的临床特点:针刺过深,突然出现触电样或灼热样的感觉,提示针尖已经接触到神经。

9.遗留针感

有些针法刺激比较强烈,出针后易遗留较强的酸胀感和牵引感,这种现象可持续2～3天,甚至更久才会逐渐消失,不必惊慌。

10.局部红肿

粗大针治疗后若出现局部红肿、微量出血或针孔局部小块青紫,一般为刺破局部小血管所致,不须处理可自行消散。如局部青肿,疼痛较剧,可在局部按摩或热敷以助消散。

二、针刺意外

随着针灸临床的广泛开展,各种针灸意外事故也明显增多。

(一)常见的原因

一般来说,造成针灸意外主要有术者和患者两方面的原因。具体来说,造成针灸意外的常见原因如下:

1.针刺过深

临床上所取的针刺穴位或部位都是确定的,如果针刺不当,不仅影响针刺疗效,甚至还可能出现种种针刺意外。《素问·刺要论》说:"病有浮沉,刺有浅深,各至其理,无过其道。"就是说针刺的深浅要根据患者的具体情况,并结合穴位所在局部的解剖特点来决定,灵活掌握。

2.消毒不严

自然环境中,各种病原微生物无处不在,消毒不严会使患者易感多种疾病,给患者的健康带来危害,故针灸时应对各个环节严格消毒,具体可参照相关章节。

3.责任心不强

针灸医师一针甫下,不仅能起死回生,也能毁人一旦,这就要求针灸医师临床中要有高度的责任感。正如《素问·针解篇》所言,针灸医师施术时应该"手如握虎者,欲其壮也,神无营于众物者,静志观病人,无左右视也"。

4.针具选择不当

古代九针,长短、粗细及形态不同,各有所宜。因此,临床上应根据所选穴位的解剖特点,灵活选取针具。若选择不当,极易导致机体损伤,出现针刺意外。

5.针法操作不当

因不同取穴部位的解剖及生理不同,其相应的针法也应随之改变,否则会造成严重的针刺意外。

6.患者因素

医疗需要医患双方面配合,才会彰显出最大的医疗效果。所以,患者应严格按照医师的指令密切配合,才不易出现针刺意外。如患者的紧张、恐惧或情绪过分激动等心理因素;饥饿、劳累等生理因素;体质虚弱、大病之后或过敏体质等身体原因;某些脏器因病变而导致体积增大、表面粗糙,或组织结构变疏松,而易被针具误中等病理因素;操作过程中患者体位的突然急剧变动等,都易造成针刺意外。

（二）常见的针刺意外

在针刺治疗过程中,由于医者及患者的多种原因,临床上可能出现晕针、滞针、弯针、断针以及血肿等异常情况,应及时处理。

1.晕针

晕针是针刺治疗中较常见的异常情况。患者心理准备不足,对针刺过度紧张;或者患者在针刺前处于饥饿、劳累等虚弱状态;或患者取姿不舒适,术者针刺手法不熟练等,均可使患者在针刺或留针过程中突然出现头晕、恶心、心慌、面色苍白、出冷汗等表现。

（1）处理方法:当患者在针刺或留针过程中突然出现头晕、恶心、心慌、面色苍白、出冷汗等晕针表现时,医者应立即停止针刺,起出全部留针。然后令患者平卧,闭目休息,并饮少量温开水,周围环境应避免嘈杂。若症状较重,则可针刺人中、内关、足三里、素髎等穴,促其恢复。若经上述方法处理后仍不见效,并出现心跳无力、呼吸微弱、脉搏细弱,可以在针刺人中、合谷、三阴交的基础上反复拿肩井和腋下。若仍不见效则应求助于急诊,采取相应急救措施。

（2）预防措施:为了防止晕针,在行弯针针刺前应先与患者交代针刺疗法的作用,可能出现的针感,且尽量不要让患者看到针具,消除患者的恐惧心理。对于过度饥饿,体质过度虚弱者,应先饮少量水后再行针刺;对于刚从事重体力劳动者,应令其休息片刻后再针刺。

虽然目前对晕针的发生机制尚无统一解释,但大多数人都同意它应属于血管抑制性眩晕。它的预后是良好的,多数患者不经过任何治疗也可以自行恢复,但对患者来说或多或少都是不舒服的,有时还有一定的痛苦,所以,临床上应尽量避免。

2.滞针

在针刺行针及起针时,医者手上对在穴位内的针体有涩滞、牵拉、包裹的感觉称滞针。滞针使针体不易被提插、捻转,不易起针。

(1)滞针原因:滞针的主要原因是针刺手法不当,使患者的针刺处发生肌肉强直性收缩,致肌纤维缠裹在针体上。

(2)处理方法:出现滞针后,不要强行行针、起针,应令患者全身放松,并用手按摩针刺部位,使局部肌肉松弛。然后,轻缓向初时行针相反方向捻转,提动针体,缓慢将针起出。滞针后若强行起针,往往会发现针体上有少许缠绕的肌纤维。针刺部位有很久的疼痛感,休息后患部症状往往有较大的改观,这为后来滞动针的发展、运用从实践方面提供了强有力的支持。

(3)预防措施:为了防止滞针,针刺前应向患者做好解释工作,不使患者在针刺时产生紧张,并在针刺前将针体擦净,不可使用针体不光滑甚至有锈斑的弯针。针刺时一旦出现局部肌肉挛缩造成体位移动时,应注意医者手不能离开针柄,此时可用左手按摩针刺部位,缓慢使患者恢复原来体位,轻捻针体同时向外起针,不得留针。另外,在行针时应注意不要大幅度向单方向捻转针体,避免在行针时发生滞针。

(4)滞针的新应用:知识是用来更新的,理念是需要不断被突破的。随着临床针刺学的发展,一门新兴的针刺疗法被广泛应用,那就是“滞动针”疗法。本应是针灸的异常情况——“滞针”,也被广大医务者广泛应用到临床。可见,不打破传统思维,老是在旧框框下发展,就很难使中医传统治疗得以创新和发展。

为了易于滞针,现在已经有专门制作的“滞针”。滞针操作中若发现起针后有肌纤维缠绕针体,会增强针刺感,其功效可比肩刃针,又不会令患者恐惧,且较刃针安全,值得推广。

3.弯针

刺在穴位中的针体,于皮下或在皮外发生弯曲,称弯针。

(1)弯针的原因:①在皮外的弯针:多是由于留针被其他物体压弯、扭弯。起针时应注意用手或镊子持住弯针曲角以下的针体,缓慢将针起出。②发生在皮下的弯针:多在行针时被发现,是由于患者在留针或行针时变动了体位,或肌肉发生挛缩,致使刺在关节腔内、骨缝中、两组反向收缩的肌群中的针体发生弯曲。另是由于选穴不准确,手法过重、过猛,使针扎在骨组织上,也会发生针尖弯曲或针尖弯成钩状。

起针时若发现皮下弯针,则应先令患者将变动的肢体缓慢恢复到原来进针时的姿态,并在针刺穴位旁适当按摩,同时用右手捏住针柄做试探性、小幅度捻转,找到针体弯曲的方向后,顺着针体弯曲的方向起针。若针尖部弯曲,应注意一边小幅度捻转,一边慢慢提针,同时按摩针刺部位,减少疼痛。切忌强行起针,以免钩撕肌肉纤维或发生断针。

(2)预防措施:为防止弯针,针刺前应先使患者有舒适的体位姿势,全身放松。留针时,针柄上方不要覆盖过重的衣物,不要碰撞针柄,不得变动体位或旋转、屈伸肢体。

笔者也在临床中广泛创新,将动针疗法运用到临床,经广泛实践,疗效显著,值得临床大力开展使用,并以针弯曲变形的程度作为运动幅度大小和预判针刺疗效的依据。当然,有些患者的即时疗效较好,但第二天可能皮下组织疼痛较重,实为针感较强,疗效更佳,三四天后会出现最佳的治疗效果。

4.断针

针体部分或全部折断在针刺穴位内,称为断针。

(1)断针的原因:常见原因是由于针根部锈蚀,在针刺时折断。另一个原因是因滞针、弯针处理不当或强行起针,造成部分针体断在皮下或肌肉组织中。

(2)处理方法:①皮肤外断针:如果针自根部折断,部分针体仍暴露在皮肤外,可立即用手或镊子起出残针。②皮下断针:此时应令患者肢体放松,不得移动体位。对于皮下断针,可用左手拇指、食指垂直下压针孔旁的软组织,使皮下断针的残端退出针孔外,并右手持镊子捏住断针残端起出断针。当针体折断在较深的部位时,则需借助于 X 线定位,手术取针。

由于现在都是采用一次性针灸针,没有反复高温消毒腐蚀针体的情况了,所以只要选择正规厂家生产的针灸针,断针的事故率就很低了。

5.血肿

出针后,在针刺部位出现皮下出血,皮肤隆起,称皮下血肿。

(1)处理方法:出现皮下血肿时,应先持酒精棉球压按在针孔处的血肿上,轻揉片刻;或可用厚度约 3 mm 的薄土豆片贴敷固定在出血部位,通过土豆里的鞣酸使局部炎性渗出减少,加快血肿的吸收。如血肿不再增大,不需处理,局部皮肤青紫可逐渐消退。如经上述按揉后血肿继续增大,可加大按压并冷敷,然后加压包扎,48 小时后视血肿具体反应状况,局部改为热敷,消散瘀血。

(2)注意事项:为了防止血肿的发生,针刺前应仔细检查针具,针尖有钩的不能使用。针刺时一定要注意仔细察看皮下血管走行,避开血管再行针刺。

特别是针刺后拔罐,很容易出现皮下血肿的情况,实为正常现象,医者要做好患者的思想工作,莫要恐惧。

6.气胸

气体进入胸膜腔,造成积气状态,称为气胸。针刺不当所致的气胸,是最常见的针刺意外之一,我国从 1954 年首次报道气胸事故以来,迄今已报道 100 余例,实际发生数远不止此。西方国家和日本等也不断出现这类事故。尽管以轻度气胸多见,但亦有相当部分为中重度气胸,其中包括血气胸和液气胸。

另据统计,国内外因气胸而死亡的例数约占发病总例数的 5.4%。研究表明,即使在现代救治条件之下,其死亡率也并不低。

(1)针刺气胸的症状:针刺引起的气胸大多在针刺过程中或针后即可出现症状,亦有在针后半小时至数小时内发作的,甚至还有在针后 24 小时甚至更久才开始产生典型的气胸症状的,值得注意。①轻度气胸:一般无明显的自觉症状,或有胸闷气憋、刺激性咳嗽、活动时胸部有牵拉样痛。②中度气胸:胸肋刺痛,胸部胀闷不舒,呼吸困难,持续剧烈的咳

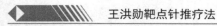

嗽,心悸不宁,不能平卧。患者尚有相应的肩背部、上肢沉痛及活动受限等。③重度气胸:施针侧胸背部强烈刺痛,疼痛可向同侧的肩及手臂放射或向上腹部放射,并出现呼吸极度困难,四肢厥冷,烦躁出汗,神志昏迷等。如为血气胸,更有呼吸表浅,面容苍白,脉搏细速,血压下降等危急症状。

(2)易引起针刺气胸的部位:①胸背部:胸背部一般不能深刺,不宜直刺,这是针灸施用的常识性问题。一般来讲,背部第10胸椎以上,侧胸第9肋以上,前胸第7肋以上,均可因针刺不当而导致气胸。②颈根部:颈根部也是针刺气胸的好发部位,而且易被临床工作者忽视。如颈根部的锁骨上窝、胸骨颈静脉切迹上缘的穴位。解剖学者在30具成年男尸躯体连续矢状断面标本上观测了左、右侧胸膜顶与锁骨的关系,结果如下:左侧胸膜顶最凸点高出锁骨上面平均为1.20 cm,右侧平均为1.70 cm;左侧胸膜顶最凸点距正中矢状面平均为3.2 cm。所以,颈部取穴时要避开胸膜顶,以免发生气胸。

(三)预防针刺意外

1.掌握正确的针刺角度和深度

针刺的角度和深度运用得当,是避免针刺损伤的关键。就针刺腧穴而言,适宜的角度,可以使针尖避开深层的重要结构;正确的深度,又可使针尖不至于与深层的重要结构接触,从而预防损伤的发生。

2.根据针下阻力及患者感觉谨慎应变

人体不同的组织具有不同的物理特性,当针尖刺中血管时有疼痛感,刺中神经干时有触电感等。因此,医者只要熟悉这些穴位的解剖层次结构,在针灸时凭借手下的阻力变化和患者的感觉,就可以判断出针尖在穴下所处的层次,从而有意识地调整和控制针刺的角度和深度,避免针尖刺伤重要结构。

针用好了是治病的利器,是医者延伸的手,临症时应心怀敬畏,每一针下去都必须凝神聚力,不能马虎大意,否则极易引起医疗事故。

第三章 推拿疗法

第一节 常规类手法

一、手法要求

推拿手法要求做到持久、有力、均匀、柔和,从而达到深透。

所谓"持久"是指手法操作要按照规定的技术要求和操作规范持续运用,保持动作和力量的连贯性,并维持一定的时间;在此时间内不能无故间断,以使手法刺激时间和强度达到一定的水平,从而产生良好的疗效。

"有力"是指手法刺激必须具有一定的力度。所谓的"力"不能简单视为单纯的力量,而是一种功力或技巧力。医者对这种力必须能做到"收""发"自如,随时驾驭的程度方可。若用蛮力,常使患者肌肉紧张、痛苦不堪,既影响了力的深透,又不能达到应有的治疗效果,甚至导致了医疗事故的发生。而且这种力也不是恒定不变的,而是要根据医疗对象、疗程、施术的部位、手法的性质、病症的虚实、标本缓急以及季节等变化而变化。

"均匀"是指手法操作时,其动作的幅度、速度和手法的压力必须保持一致,使手法既平稳,又有节奏性。当然,手法作用于性质差别较大的部位,还应适当改变力的大小、速度及幅度。

"柔和"是指手法的动作要稳、柔、灵活,用力要缓和,使手法轻而不浮,重而不滞,软中带硬,硬中有软,这是手法技巧与力的结合。当然,要达到这种程度并不是一朝一夕就能练就的,它需要大量的临床实践。所以,不能把"柔和"理解为柔软无力,更不能用滞劲蛮力。

"深透"是指患者对手法刺激的感应和手法对疾病的治疗效应。深透的手法作用于体表,其刺激能透达至深层的筋脉骨肉,甚至脏腑。由上可见,深透的手法需要一定的力,但最重要的是这种力是一种技巧力,是向机体内部渗透的力,而非蛮力。

持久、有力、均匀、柔和这四个方面是相辅相成,密切相关,缺一不可的。持续运用手法可逐渐降低肌肉的张力,使手法功力能够逐渐渗透到组织深部。均匀协调的动作,使手

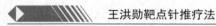

法更趋柔和,而力量与技巧相结合,则使手法既有力又柔和,达到刚柔相济的境界。因此,只有这样才能使手法具有良好的深透作用。医者要熟练掌握各种手法,并能在临床上灵活运用,必须经过一定时期的手法练习和临床实践。手法练习时要手脑并用,切莫贪多贪快,心浮气躁是初学者之大忌。只有长期的手法练习才能由生到熟,熟能生巧,乃至得心应手,运用自如。

所以"一旦临症,机触于外,巧生于内;手随心转,法从手出;心灵神至;心与手合,气与力合;钢中有柔,柔中有钢,钢柔相济;蓄力于内,发力于外;软如锦棉,钢如沉铁,起手循法,收手有度。"(清·吴谦《医宗金鉴·正骨心法要旨·手法总论》)当然,要想达到如此的境界,并非一朝一夕所能练就,也是那些不具"愚公移山"精神的推拿师终生所难以企及的。

二、认识手法

手法本来就无法,不同的地域、不同的流派,其手法有着较大的差异性。很多手法的名称可能相同,但手法操作迥异。为了交流方便,20世纪80年代起,我们对一些手法进行了统一规范。根据手法的动作形态,推拿手法可归纳为:常规类手法(摩擦类、挤压类、摆动类、振动类、叩击类)和运动关节类手法。医者在学习各类手法时,必须掌握好各类手法的概念、运动特点及力的方向性,把握好力的本质。

推拿手法虽然已有几千年的历史,但是有关单一手法的治病机制以及医疗效果的理论研究,仍是推拿学科理论体系中的一个薄弱环节。洞悉了每一类、每一个手法的作用机制,会使临床治疗更加简单。

由于笔者的理论水平及实验条件等的诸多限制,对单一手法的功效没有太深入的理论研究,只是在医疗实践中略有一些手法使用心得,但没有升华到理论及实验研究的高度,不便在此班门弄斧。

因此,本部分的理论还比较俗套,每一类手法的作用还停留在对以往一些传统认识的高度上,所以在手法作用中大量引用祖国医学名词的现象比较普遍,这也是本书中最具祖国特色的部分。但笔者还是希望同仁们,今后能在单一手法的现代研究上下大气力,将推拿师从繁重的体力劳动中解脱出来。

三、常规类手法

(一)摩擦类手法

以指或掌贴附在体表做直线或环行移动称为摩擦类手法。本类手法主要包括推法、抹法、摩法、擦法、搓法等。

1.推法

用指或掌着力于机体的一定部位,做单方向的直线移动称为推法。按医者施术部位不同,主要分为拇指推法、多指推法、掌根推法、全掌推法等(图 3-1-1)。

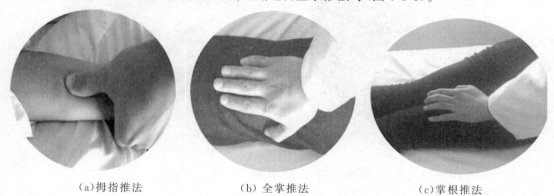

| (a)拇指推法 | (b)全掌推法 | (c)掌根推法 |

图 3-1-1 推法

推法的作用为消积导滞、消瘀散结、活血消肿。

2.抹法

用拇指螺纹面或手掌在体表做上下左右或弧形曲线推动,称抹法。抹法是根据不同治疗部位做单向反复或任意往返移动,常沿着肢体的淋巴管、血管、肌肉或经络走向运行。推法是单向移动,抹法不拘于淋巴、血管、肌肉和经络的走向。另外,抹法的着力一般较推法为重。由一点向两边分抹者谓之分,由两点抹向中央者谓之合(图 3-1-2)。

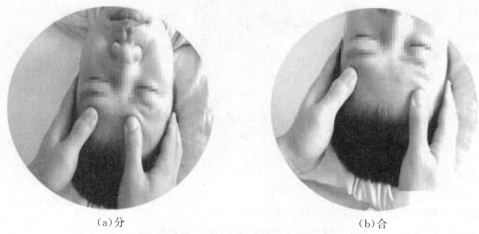

| (a)分 | (b)合 |

图 3-1-2 抹法

抹法的作用为开窍镇静、醒脑明目、理气和中。

3.摩法

用指或掌在体表做环行摩擦移动称摩法。按医者施术部位不同,可分为指摩法、掌摩法(图 3-1-3)。

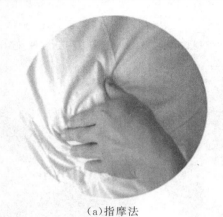

(a)指摩法　　　　　　　　　　　　　(b)掌摩法

图 3-1-3　摩法

摩法的作用为理气和中、消积导滞、散瘀消肿。

4.擦法

用手掌紧贴体表,稍用力下压做直线往返摩擦,使之产生一定热量,称为擦法。按施术部位分小鱼际着力的侧擦法,大鱼际着力的鱼际擦法,全掌着力的掌擦法(图3-1-4)。

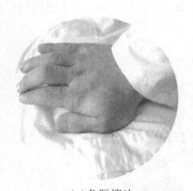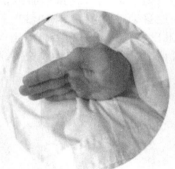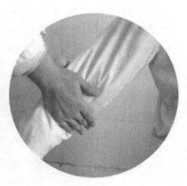

(a)鱼际擦法　　　　　　　　　(b)侧擦法　　　　　　　　　　图 3-1-5　搓法

图 3-1-4　擦法

擦法的作用为温阳益气、调和营卫、消瘀止痛。

5.搓法

用双手捧夹住肢体交替搓动称为搓法(图3-1-5)。

搓法的作用为舒松经络、缓解强刺激手法引起的不良反应。

由上可见,摩擦类手法的共性为:不吸附于皮肤,在皮肤表面运行,不带动皮下组织。

摩擦类手法作用表浅,能摩擦生热,刺激性较弱,能抑制神经系统,对血液、淋巴液和软组织有较强的推动作用,可用于病变位置表浅的体液回流障碍、局部水肿瘀血、皮肤营养不良、胃肠蠕动减弱、失眠等症。

（二）挤压类手法

用指、掌或肢体其他部分按压或对称性挤压体表,称为挤压类手法。本类手法包括按法、点法、拨法、捏法、拿法等手法。

1.按法

用指掌或肘深压于体表一定部位或穴位,称为按法。按施术部位不同,可分为指按法、掌按法、肘按法(图 3-1-6)。

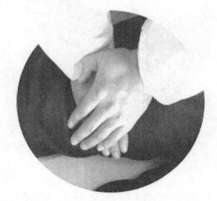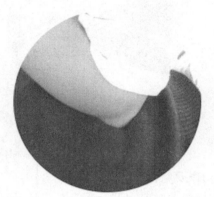

（a）掌按法　　　　　　　　　　　　　　（b）肘按法

图 3-1-6　按法

按法的作用为安心宁神、镇静止痛、矫正畸形。

2.点法

用指端或屈曲的指间关节突起部分着力,点压一定部位,称为点法。按施术部位不同,可分为拇指指端点法、屈拇指点法、屈食指点法等。点法从运动形式上来说,通常可分为静力点法和动力点法(图 3-1-7)。

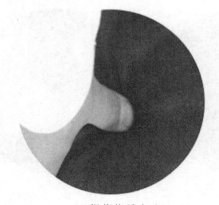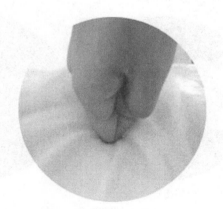

（a）拇指指端点法　　　　　　　　　　　（b）屈食指点法

图 3-1-7　点法

点法的作用为开通闭塞、活血止痛、调整脏腑功能。

3.拨法

用指端、掌根或肘尖做与肌纤维、肌腱、韧带呈垂直方向的拨动,称为拨法。按施术部位不同,可分为拇指拨法、肘尖拨法、掌根拨法(图3-1-8)。

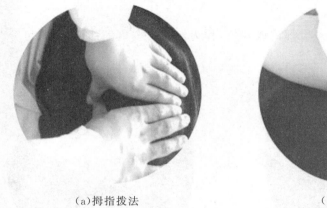

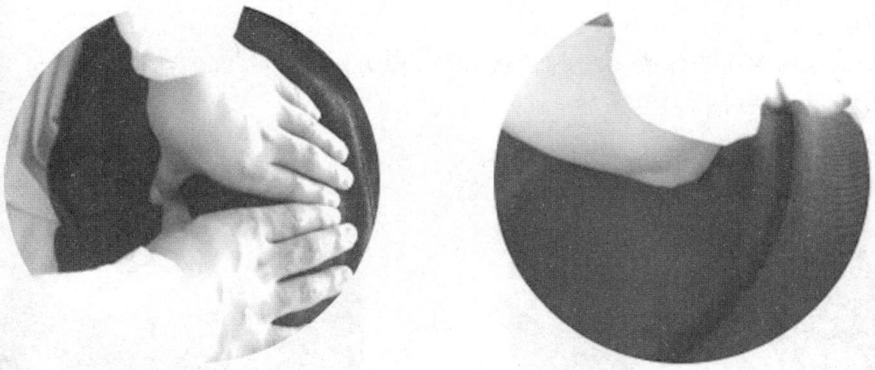

（a）拇指拨法　　　　　　　　　　　　（b）肘尖拨法

图 3-1-8　拨法

动作要领:

(1)拨动时着力部分不能在皮肤表面有摩擦移动,应带动皮下的肌纤维、肌腱、韧带一起滑动。

(2)用力时由轻到重,力至施术部位的外侧时,要渐缓收力。

拨法的作用为剥离粘连、疏通狭窄、解痉止痛。

4.捏法

用拇指或其他手指在一定部位做对称性的挤压,称为捏法。按施术部位不同,可分为三指捏法、五指捏法(图3-1-9)。

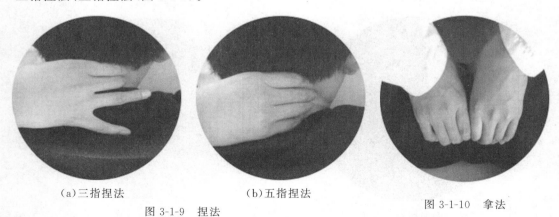

（a）三指捏法　　　　　　　　　（b）五指捏法

图 3-1-9　捏法

图 3-1-10　拿法

捏法的作用为舒筋通络、行气活血、化瘀消积。

5.拿法

用拇指和其余四指相对用力,提捏一定部位,称为拿法(图3-1-10)。

动作要领：

（1）腕部要放松，使动作柔和灵活。

（2）五指指端伸直，指面着力，不能用指端抠。

（3）用力由轻到重，再由重到轻，要有节奏。

（4）发力时要尽量向上用力。

拿法的作用为疏经通络、行气活血、祛风散寒、解痉止痛、开窍提神。

此类手法的共性为：吸附于体表，且需要将操作部位按压至皮下一定的深度或在此深度下的层面再进行施术。

挤压类手法是以压力为主刺激软组织，压力大、刺激性强，对神经系统有兴奋作用，具有解痉镇痛、移痛止痛、醒脑开窍、调节内脏的功能。提拿手法是以上提力为主刺激软组织，对软组织有较强的牵拉和挤压作用，刺激性强，可用于解表发汗、解痉止痛、分离组织粘连、提高组织兴奋性、调节神经功能等。

（三）摆动类手法

用指掌或腕关节做协调式的连续摆动，称为摆动类手法。本类手法包括揉法、滚法等。

1.揉法

用指、掌或肘吸定一定部位，做轻柔缓和的匀速圆周运动，并带动该处的皮下组织，称揉法。按施术部位不同，可分为指揉法、掌揉法、前臂揉法等（图 3-1-11）。

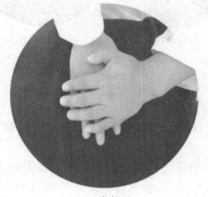
（a）掌揉法

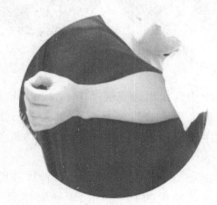
（b）前臂揉法

图 3-1-11　揉法

动作要领：

（1）操作时腕部放松，以肘部为支点，前臂做主动回旋运动，带动腕部做轻柔缓和的揉动。

（2）压力要轻柔，动作要灵活，渐缓用力，操作时不能有体表摩擦感，且以带动皮下组织为宜。

（3）动作要有节奏性，做匀速圆周运动，揉动方向以顺时针为主。

2.滚法

用小鱼际侧部或掌指关节部附着于一定部位上,通过腕关节的屈伸和回旋连续运动,使滚动产生的力持续作用于操作部位上,称为滚法。按施术部位分侧掌滚法、握拳滚法(图3-1-12)。

动作要领:

(1)肩关节自然下垂,肩臂部不要过度紧张。上臂与胸壁的角度保持30°左右。

(2)肘关节屈曲至130°左右。

(3)手腕要放松,腕关节屈伸幅度要大,使手背滚动幅度控制在120°左右,即腕关节屈伸时向外滚动80°左右。

(4)滚动时,着力点要吸附在操作部位上,不可跳动、鞭打或在体表摩擦移动。

(5)滚动时,手背部接触部位为手背小鱼际及掌指关节处。

(6)操作时,掌指均要放松,手指任其自然,不要有意分开、并拢或伸直,否则会影响手法的柔软性。

(7)手法的压力要均匀,动作协调,有节奏感。

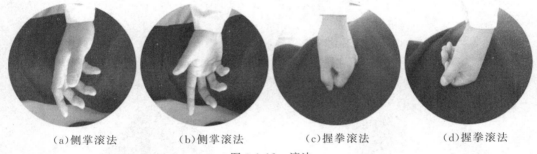

(a)侧掌滚法　　(b)侧掌滚法　　(c)握拳滚法　　(d)握拳滚法

图3-1-12　滚法

滚法的作用为疏通经络、活血化瘀、松解粘连、滑利关节、解痉止痛。

此类手法的共性为:依靠腕关节的摆动,使手法的力度、幅度、节奏等做到均匀一致。此类手法中揉法是吸附于体表,带动皮下组织的一种手法;滚法是在体表运行的摆动类手法。

摆动类手法主要作用于肌肉,揉法能引起肌肉节律性揉动;滚法能产生节律性滚动,从而改善肌肉的血液供应、缓解肌痉挛、分离肌粘连、调节肌肉紧张度。此法可用于缓解肌肉痉挛、疼痛、粘连、劳损等。

(四)振动类手法

以较高频率的节奏性轻重交替刺激,持续作用于人体,称为振动类手法,包括抖法、振法等。

1.抖法

用双手握住肢体远端,做上下连续抖动,使关节、肌肉产生放松感,称抖法(图3-1-13)。

抖法的作用为疏松脉络、滑利关节、松解粘连。

2.振法

以指或掌着力于一定部位做强烈的振动,称振法,又称"颤法"。按施术部位分指振法、掌振法(图 3-1-14)。

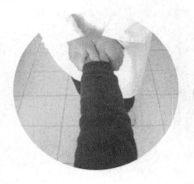

图 3-1-13　抖法

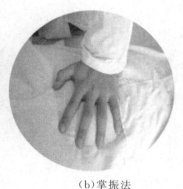

(a)指振法　　　　　　　　　　　(b)掌振法

图 3-1-14　振法

振法的作用为舒经通络、镇静安神、活血止痛、调节肠胃功能。

此类手法在运用过程中,依振动时肌肉的运动形式的不同,可分为静力颤和动力颤。

振动类手法能使软组织产生高频率震颤或抖动,震波传导性强,对组织是一种温柔的良性刺激,对于活跃微循环,促进组织的新陈代谢和兴奋末梢神经,调节内脏和神经功能有一定作用。

(五)叩击类手法

用指、掌、拳或特别器械有节奏地叩打体表,称为叩击类手法,包括击法、叩法、拍法、啄法等。

1.击法

击法是运用肘关节的屈伸活动,带动前臂发力进行击打的一种方法。根据着力部位的不同分拳击法、掌击法、侧击法等(图 3-1-15)。

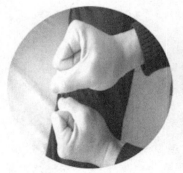
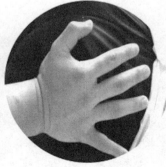
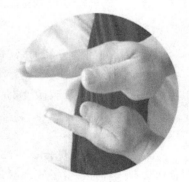

(a)拳击法　　　　　　　　(b)掌击法　　　　　　　　(c)侧击法

图 3-1-15　击法

2.叩法

叩法是一种辅助手法,其操作方法与击法相似,但刺激较击法为轻,有"轻击为叩"之说。医者手指自然分开,微屈曲,用小指侧轻轻叩击患者身体一定部位(图 3-1-16)。

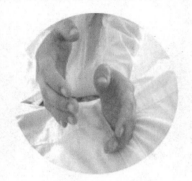
图 3-1-16 叩法

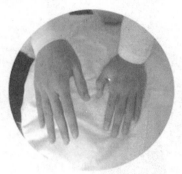
图 3-1-17 拍法

3.拍法

医者五指自然并拢,掌指关节微屈,使掌心空虚,用虚掌有节奏地拍击患者体表,拍打时要使整个手掌同时接触体表,腕部放松,动作灵活(图 3-1-17)。

4.啄法

医者五指微屈,或分开呈爪形,或聚拢成梅花形;运用腕部的屈伸,使指端轻轻叩击体表部位,可单手操作,也可两手交替或同时操作(图 3-1-18)。

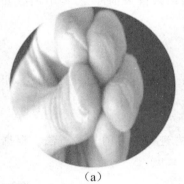
（a）

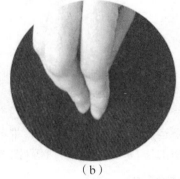
（b）

图 3-1-18 啄法

啄法的作用为舒经通络、行气活血、祛风散寒、消除疲劳。

振动类手法能使软组织产生高频率震颤或抖动,震波传导性强,对组织是一种温柔的良性刺激,对于活跃微循环,促进组织的新陈代谢,兴奋末梢神经,调节内脏和神经功能有一定作用。

☞「按语」

以上手法都是现行医学院校教材中常用的一些基本手法。由于祖国文化博大精深,推拿文化丰富多彩,实际上在民间临床实践中能见到的推拿手法还有很多。希望广大医务工作者能够不断挖掘整理,使祖国的推拿文化更加灿烂。

另需重点说明的是,推拿的临床疗效与手法的规范性并不一定成正相关关系。不是说施展的手法越符合教科书规范的动作,医疗效果就越好。很多民间手法会令那些科班出身的学者们看不懂路数,但其医疗效果却往往令人惊叹,可谓"乱拳打蒙老专家"。通过对民间手法的研究,笔者发现他们施用的多是一些组合类手法,即一种手法往往是上述多种单一手法的组合,其神奇功效应该与多个不同类手法的多样刺激有关。

虽然推拿学科的发展已有几千年的历史,但即使是现在,有关手法疗效的基础理论研究仍是学科理论体系中的一个薄弱环节。在疾病的治疗过程中,手法种类的选取、力度的渗透程度以及操作时间等因素,始终困扰着广大学者和推拿师。虽然笔者也在上述各类手法下面赘述了各个手法的作用,但也是基于祖国医学方面的理论,是笔者"东挪西借"的结果。对大多数基本手法,笔者也缺乏深入的认识,特别是医学理论方面的研究。相信在不久的将来,随着科学技术的不断发展,每个或每类手法的特殊功效或作用机制,一定会大白于天下。希望临床工作者能将每一个手法的使用心得与大家共享,指引理论工作者去探讨其"真相",使推拿疗法真正能为广大医务人员及患者服务。

第二节　躯干部的运动关节类手法

运动关节类手法在国内外的相关著作中都有所论述,对此类手法的医疗效果给予了很高的评价。运动关节类手法就是我们熟知的整(正)骨类手法。躯干部的运动关节类手法就是现在比较流行的"整脊类手法",特别是近些年,国内外医学界对"脊柱病因学"的认识加深,整脊类手法越来越受到临床工作者的广泛关注。

只有知其常,才能知其异。知其异,方能采取相应的技法予以科学纠正。

整骨疗法施治的对象是有骨关节形态改变且因其直接或间接改变而产生相应临床症状的患者。骨关节的病理改变可分为两大类:一类是骨关节的关节面发生了相对的位移,触诊时发现了其外在形态学的改变;另一类是骨关节面没有发生相对的位移及形态学的变化,只是关节的灵活性出现了一定的改变,运动幅度越来越小,关节慢慢出现了"固化"现象。简单来说,骨关节不同程度的"不正"和"固化"是评价骨关节健康的简单标准。因此,整骨疗法可分为正骨疗法和动骨疗法。正骨纠正的是骨的"不正",就是"歪";动骨纠正的是骨的"不动",就是固化,关节运动幅度的减小。

一、了解脊柱关节突关节常见的病变类型

下面就以骨关节疾病中最普遍也最重要的脊柱骨关节的改变为例进行分析、认识其病变的形式以及治疗时采用的相应手法。

"歪",从脊柱的整体观来看,又分为脊柱整体的歪和局部单一椎体的歪;整体的歪又分为脊柱生理曲度的改变和脊柱某一部位的侧弯("C"形侧弯和"S"椎)改变。

人体是立体构造,骨关节的运动和空间位置变化也是多维度的,因此局部骨关节的"歪"可能是前后或左右方向的水平改变、左右方的旋转以及前三者的复合移位。只有了解了骨的位置改变的性质和内容,才能为手法的施治提供依据。

下面就从脊柱的局部观和整体观两大方面讲述正骨。

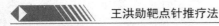

（一）脊柱局部观

脊柱整骨在局部观上指的是单一椎体的整骨。"整骨"的意思应该是把不正，也就是"歪"的骨头矫正了。临床上需要将"歪"的骨头矫正的情形大致有以下两种：

1.骨及骨关节的形态结构发生了改变

病变椎骨可能会发生异常位移，就是该椎体相对于其他正常椎体出现了水平位移（前后、左右或前后与左右方向的复合位移）、旋转位移（向左旋、向右旋），甚至是二者的复合移位。脊椎骨有 26 块，发生病变的脊椎骨不一定是一节，可能是多节；各病变椎节可能相邻，也可能不相邻；发生移位的形式可能相同，也可能不同；发生形变的程度也可能不一，这些因素复合起来，病变的种类就复杂得多。

（1）冠状面上的左右平移改变：病变椎体发生了左右方向的位移改变，应该采用侧板类整复手法，使患椎恢复到上下纵向一线的状态。

（2）矢状面上的前后平移改变：病变椎体发生了前后方向的位移改变，常常会引起单一椎体塌陷或后凸改变。这种病变常会导致脊柱生理曲度的改变，若向前平移则会使脊柱的颈腰段生理前凸加大；若发生在胸椎，则会出现胸椎塌陷。医者应该采用恢复脊柱的生理曲度的整骨手法及手段。

（3）垂直轴上的旋转移位：病变椎体发生了左右方向的旋转位移改变，应该采用沿垂直轴向对侧的旋转类手法，如患椎向左旋转移位，医者就应该采用向右旋转的纠正类手法。

（4）复合位移改变：由于单一椎体的改变往往是多维的，是复合位置的变化。医者依据不同维度的改变依次分步纠正即可。

2.骨关节运动的灵活性或活动幅度异常

患者会出现因骨关节运动的灵活性或活动幅度异常导致相应的临床症状，其实这也属于一种骨关节早期的异常状况。而且这种异常往往易被患者及骨科医生忽视，特别是病程短、年纪轻者，在影像学检查时可能看不出骨关节的异常改变。

因此，若关节出现明显的灵活度或活动幅度异常，也是一种骨关节病。关节灵活度出现异常，多是关节失稳或关节固化问题，可以通过"束骨"或"动骨"的理念选用相应的手法来解决这种骨关节病变。

（二）脊柱整体观

脊柱病变除了要考虑单一椎体的改变外，我们还要从脊柱的整体观来分析脊柱形态上的改变，如从矢状面来认识脊柱生理曲度的变化，从冠状面来认识脊柱侧屈改变。

1.冠状面观（前后面观）

脊柱冠状面不应有任何弧度，一旦向两侧出现弧度，则称为脊柱侧凸，俗称"脊柱侧弯"。它实际上是一种脊柱的三维畸形，包括冠状位、矢状位和轴位上的序列异常。正常人的脊柱从后面看应该是一条直线，并且躯干两侧对称。如果从正面看有双肩不等高或后面看到有后背左右不平，就应怀疑脊柱侧凸。

脊柱侧凸是多种病因所致的临床症状，可概括为两大类，即功能性脊柱侧凸及结构性脊柱侧凸。

（1）功能性脊柱侧凸：代偿性脊柱侧凸，没有脊柱内部结构破坏。该畸形除姿势不正外，还有某些器官畸形代偿形成，如下肢不等长，骨盆倾斜继发髋关节内收或外展，坐骨神经痛等。X线特征为脊柱结构无破坏，脊柱仅呈"C"形弯曲。

（2）结构性脊柱侧凸：脊柱的骨骼、肌肉及神经病理改变所致。

脊柱侧弯的治疗应根据侧弯的部位、程度、病因、临床症状、自身发育等多方面因素来具体分析。不同部位、不同程度和不同的病因其治疗方法是不一样的：如果是不良坐姿引起的，可以通过自我纠正以改善症状；如果是先天性发育或脊柱器质性病变引起的，就需要进行传统的保守治疗、形体训练、支具治疗甚至手术或综合疗法配合治疗。

对"S"椎变化的患者就应该依据病史、症状等排除哪个弯曲是原发部位的器质性改变引起，哪个是代偿性功能改变的结果；重点应放在哪部分椎体的纠正，还是放在髋膝踝及骨盆的调理。

2.矢状面观（侧面观）

人体端坐或站立时，从侧方看人的脊椎似乎是直的，但包绕于内的椎骨并不是直的，而是在其中段有向前向后凸出的弧度。这一弧形凸起，在医学上称为脊椎的生理曲度，又称"自然曲度"，分别是颈曲、胸曲、腰曲和骶曲。

正常脊柱的颈段呈前凸状态；胸段后凸，弯曲段在 T2～12，T7 是弯曲的顶点；腰椎前凸，L3 是弯曲的顶点；骶椎呈后凸。这四个弯曲是人类特有的，从直立行走开始进化而来，使人类的脊柱成为一个柔韧而有力的结构，既是头、内脏等器官的支柱，又可以缓冲外力对脊髓、大脑的震动。

（1）颈椎自然曲度：颈椎的生理曲度形成于出生后的 6 个月内，与重力和姿势有关。宝宝做抬头的动作，经常爬行，有助于生理曲度的形成。在 X 线片上，沿着各个颈椎椎体后缘的曲度走行，形成的连续光滑的弧形曲线，称为颈椎生理曲线，正常值是（12±5）mm。其测量方法是，从齿状突后上缘开始向下，将每个椎体后缘相连成为一条弧线，然后从齿状突后上缘至第 7 颈椎椎体后下缘做一直线，上述弧线的最高点至这条直线的最大距离就是反映颈曲大小的数值。

正常的生理曲度是颈部正常生理功能的保障，当曲度增加，柔韧度也增加，承重力减弱；当曲度减少，柔韧性也减弱，承重力增加。不正常的颈椎生理曲度会产生一系列不良后果，如当颈椎曲度反张时，柔韧性减弱，承重力也减弱，椎体边缘容易长骨刺，椎间盘受力不均易发生膨出、突出，甚至椎管狭窄。

颈椎曲度的形成是由于颈 4、颈 5 椎间盘前厚后薄造成的，这是人体生理的需要，可增加颈椎的弹性，起到一定的缓冲振荡的作用，防止大脑的损伤。同时，也是颈部脊髓、神经、血管等重要组织正常生理功能的需要。颈椎自然曲度的改变可引起相应的病理变化。

颈椎正常的自然曲度是向前呈弧形凸起，但在某些情况下可见颈椎僵硬、发板，X线颈椎侧位片可见颈椎曲度变直。其原因有：①急性颈部肌肉扭伤：由于肌肉的疼痛、痉挛，肌肉牵拉骨骼，致使颈部自然曲度变直。②颈肩部肌纤维组织炎：长期坐姿不良、着凉等原因可引起颈肩部肌纤维组织炎，使肌肉由于疼痛而痉挛。关节囊、韧带及小关节的炎症引起的疼痛，也可反射性地使有关颈部肌肉痉挛，以保护受累关节，故颈部肌肉的痉挛可致颈椎自然

曲度变直。③神经根型颈椎病：在急性期，由于受累的小关节呈急性炎症，关节骨膜及关节囊肿胀，邻近的神经根受激惹，患者多有颈肩部肌紧张，活动明显受限，可引起颈椎自然曲度变直。④颈椎的病变：如颈椎的肿瘤、结核、化脓性感染等均可引起颈部疼痛、肌肉痉挛、颈椎活动受限及自然曲度变直。⑤强直性脊柱炎：晚期可引起颈椎僵硬强直。

（2）胸椎自然曲度：胸椎生理曲度形成于胎儿时期，但很容易受后天影响，如日常坐姿不正、站姿不正，胸椎后凸的增大会使腰曲增大，颈曲减小。我们知道人体的内脏大部分在胸椎这段位置，所以胸椎变形会压迫胸腔脏器，产生一系列健康问题，如胸闷气短、易受风寒、疲倦乏力、消化不良、气管炎、支气管炎、胰脏功能失调等，对人体健康危害很大。

（3）腰椎自然曲度：腰椎曲度在6～8岁间完全成熟，宝宝的爬行有助于腰椎曲度的形成。腰椎曲度既有柔韧性又有弹性，承重能力也很好，但是因为一些不良习惯、慢性劳损等使腰椎曲度发生变化，它的承重能力和稳定性就会减弱。因力学代偿的作用，人体会发生一些变化，使腰椎间盘变得受力不均，造成腰椎间盘突出、膨出，甚至滑脱等症。

腰椎自然曲度变直又称"腰椎曲度变直"，是各种腰椎疾病常伴有的腰椎改变。腰椎病患者在经过 X 线及 CT 等腰椎的影像学检查后，经常会发现患者的腰椎生理曲度有不同程度的改变。正常的腰椎在矢状面上（即侧面观）形成一个向前弯曲的弧度。腰椎的自然曲度能使脊柱富有弹性，缓冲和分散运动给躯干带来的震动冲击。在腰椎的自然曲度变直后，患者的躯干极易受到震动的冲击而导致损伤。除此之外，由于腰椎的自然曲度变直，还会导致腰椎关节之间的结构改变，从而出现腰椎疾病常见的临床表现。

（4）骶椎自然曲度：骶骨的生理曲度是向后凸的，几乎是不动的，但是当不良习惯或者外力的作用，使骶骨左右倾斜、旋转，与它相连的腰椎就会出现侧弯或者扭曲，从而引起很多疼痛问题。

人体脊柱生理弯曲度是适应直立功能的结果。由于现代科学技术的飞速发展，人类运动越来越少，尤其是长期低头伏案工作、经常使用电脑、习惯高枕头睡觉等原因，可以造成颈部过度前屈，从而造成颈椎、腰椎生理曲度变直。生理曲度变直是颈椎和腰椎退行性病变的结果，也是颈腰椎病变的症状，已经属于颈椎病、腰椎病的范畴。

当然，发生在脊柱整体上的形态改变的病因不一定发生在脊柱本身，还可能与髋膝踝和骨盆等力学上的改变有关系，或脊柱的原发性病变导致了骨盆及髋膝踝的病变后引发下肢部位力线的改变又加剧了脊柱整体形态的变化，形成了恶性循环，愈发加剧了脊柱整体形态结构的改变。

二、了解脊髓与椎管的位置关系

脊髓位于椎管内，上端平枕骨大孔处与延髓相连，下端在成人平第1腰椎体下缘，全长 42～45 cm，最宽处横径为 1～1.2 cm。脊髓呈前后稍扁的圆柱形，全长粗细不等，有两个梭形的膨大，即颈膨大和腰骶膨大。前者自第4颈节至第1胸节，后者自第2腰节至第3骶节。这两个膨大的形成是因为内部的神经元数量相对较多，与四肢的出现有关。脊髓末端变细，称为脊髓圆锥，自此处向下延为细长的无神经组织的终丝。在第2骶椎水平以下硬脊膜包绕终丝,向下止于尾骨的背面。

三、功能性椎管狭窄症的概念

"功能性椎管狭窄"是笔者在近30年的临床实践中创新提出的一个概念。笔者多年的临床发现:很多患者有椎管压迫的典型症状,但临床影像学上却诊断不出椎管狭窄的体征。触压脊柱相应部位后,不会出现该部位脊髓节段的相应症状,但可以出现其他脊髓节段或神经根的压迫症状。如压迫中段胸椎棘突旁,可出现一侧上肢或一侧下肢,甚或双侧上肢或双侧下肢的压迫症状。笔者把有这种症状、体征的患者称为功能性椎管狭窄症患者。为了便于掌握功能性椎管狭窄症的诊断方法,掌握如下常见的功能性椎管狭窄症的症状、体征尤为重要。

（一）功能性椎管狭窄症的临床表现

功能性椎管狭窄症患者常有如下之一或多个症状、体征,凡是有下面症状、体征者,接诊医生要有脊柱整体观的意识,考虑脊柱各段对患者症状的影响。

（1）在颈根至腰1、腰2之间用诊断锤敲击棘突诊断时,出现多个异常疼痛的棘突。

（2）敲击颈根部出现双上肢或一侧下肢、双下肢甚或整个四肢部的放射麻木感。

（3）按压胸椎棘突旁会出现同侧上肢或下肢,异侧上肢或下肢,双上肢或双下肢的放射麻木感。

（4）患者脊柱有侧弯畸形或生理曲度改变较严重者。

（5）患者有单一棘突的偏歪,可能是一个或多个。

（6）患者站立时骨盆倾斜、扭转,腹股沟两侧饱满程度不一致。

（7）患者站立时臀部左右不对称,臀横纹高低不一。

（8）两腿立正,闭合两侧下肢,左右缝隙不对称,且无下肢病史者。

（9）走路步态不协调,含胸驼背出现上交叉综合征体态;颜面不正,两眼不在一条线上。

（10）从正面观,双肩不等高;从后面观,两侧肩胛骨后凸程度不一或有后背左右不平,不对称。

（11）患者往往在发病之前有体力活动或劳动病史,当时没有任何不适感,事后出现单侧肢体神经压迫症状或出现完全对称性症状,并有因此外伤性的自我推断。

（12）患者有经常"转移"式的病史,可能是某侧肢体不同部位或肢体左右侧交替变换性病症。

（13）患者有持续较久的"落枕"或腰部扭伤的急性病史,往往持续数日、数周甚至数月且症状不减轻或时有变化,或呈现出进行性加剧。

（14）第2腰椎正中线以上部位拔罐诊断后,患者颈或上肢的症状、腰或下肢的症状立刻缓解。

（15）腹部加压环抱后用力咳嗽,患者的腰腿部症状发生改变。

（16）患者胸椎曲度改变、两侧肋骨出现高低不对称性的畸形改变,且胸骨两侧的胸肋关节有畸形改变,两侧敲击有不同的痛感。

（17）敲击相应椎体时,出现不同于敲击节段的神经放射症状。

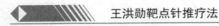

(18)腰部症状的患者经颈部推拿正骨调理后腰腿部症状缓解或消失。

(19)影像学上没有"狭窄"的诊断,但有典型的颈椎、腰椎狭窄的症状,如两腿有捆束感、沉重感,走路有踩棉花感、走路走不正,容易向一侧倾斜、间歇性跛行等。

(二)功能性椎管狭窄症的协助诊断

1.年龄因素

发生骨骼改变的患者多是中老年人,所以,对中老年颈肩腰腿痛患者的诊治,要绷紧功能性椎管狭窄症诊断这根弦。但由于学习、生活及工作因素的影响,该病也有年轻化趋势,应引起广大医务者的重视。年轻患者多数没有单一椎体棘突敲击的阳性征表现,如敲击的针刺感、骨碎感、神经放射感,更容易被医者忽视,出现误诊误治。

2.外伤性因素

骨折或有软组织严重外伤史的患者易患此病。

四、椎管各段对椎管狭窄的影响

(一)颈段

颈髓位于颈椎骨的对应区域,脊柱的上段,通过枕骨大孔与延髓相连,是大脑与脊髓的衔接部位,可谓"位高权重",一旦有脊髓压迫,症状尤为突出。由于颈椎部比较灵活,因此稳固性就差,椎体周围的椎间盘及软组织都很容易劳损退变,出现狭窄性病症。

有功能性椎管狭窄症的患者,不管是上肢症状还是下肢症状,要想快速显效,颈段的功能恢复起着尤为关键的作用。

(二)胸段

胸椎椎管最长,对应的脊髓节段最长,发生病变的理论概率也更高,但由于胸段椎体较颈段和腰段更加稳定,因此也降低了其发病率。以前对其研究不多,临床上的诊出率也很少。近些年,胸椎椎管狭窄的发生率逐年增多,胸椎的稳定性对椎管的影响也日渐被研究者重视。在脊柱整体观理念的影响下,胸椎椎管的结构性变化在脊源性疾病的病因学研究方面不断得到重视。笔者经过多年的研究,创新提出了系扎下自主呼吸整骨和被动挤压整骨相结合的整骨体系,把胸椎的整复放到了一个非常重要的位置,特别是颈腰椎经过反复医疗干预后无效的患者,更应该把胸椎椎体及曲度的整复放在首要位置。有功能性椎管狭窄症的患者,不管是上肢症状还是下肢症状,要想稳定疗效,胸段椎管的功能恢复起着尤为关键的作用。

由于下胸部和上腰部对应着脊髓的腰骶尾部节段,此处压迫后会出现下腰正中区域至骶部一侧或双侧或左右交替性下肢压迫的症状,很多医者容易把它当作腰椎间盘或腰部的疾病,往往易引起误诊误治。

(三)腰段

腰段,特别是下腰段,由于没有脊髓,只有神经丛,因此,临床上腰段形成的狭窄主要以双侧神经根压迫或两侧交替压迫的病变表现为主。其实,腰部的很多症状往往是功能性椎管狭窄症放射区域的症状,而非神经根的症状。当然,功能性椎管狭窄症患者多数伴有腰椎间盘的退变,所以,影像学上往往把此类患者当作腰突患者来诊断。单一腰部的推拿取穴、针灸、针刀等往往没有稳定的疗效,应当引起医患双方的重视。

不管是功能性椎管狭窄症患者还是影像学下的骨性椎管狭窄症患者,使用单一局部的治疗都很难奏效,即使有效,治疗的周期也会很长,疗效也不容易稳定。脊柱多部位或整体调节才会出现较好的疗效。

五、齐鲁医派整骨术及各部位的正骨技法

齐鲁医派整骨术除了有其他各派整骨术的优点外,还有其自己的特点——独创、易学、轻巧、高效、安全。

独创:齐鲁医派整骨术中的多数手法是王洪勋教授和他的弟子夏松强老师所独创,是包罗当前所谓的"柔性正骨"和"刚性正骨"及各派的整骨术。

易学:齐鲁医派整骨术包括"正骨疗法"和"动骨疗法"两大部分内容。正骨主要的针对对象是"骨不正",动骨的治疗对象是"骨不动"。零基础的医生可以先掌握柔性正骨和柔性动骨。另外,笔者创新提出了"扳机位"的概念。轻易地寻到扳机位,在扳机位的姿势状态下再正骨或动骨,使整骨术来得直观、真切,便于学生的学习和掌握。

扳机位:这是笔者创新提出的概念,准确找出各个患椎的扳机位是掌握各部位正骨技法的前提。扳机位是指骨关节整复时,患者处于最终发力时的体位和姿势。以脊柱各关节整复为例,各扳机位多是指:脊柱在前屈至患椎椎间隙刚刚达到最宽时,然后在此前屈位保持位置不变,再慢慢侧屈至最大幅度,使相应侧的横突间隙距离最大,再在上述两者的复合姿势体位下保持位置不变,再慢慢旋转至最大幅度。此体位就是脊椎各关节的扳机位。其他非脊椎关节的扳机位的寻找原理和方法与此相似。

轻巧:在扳机位的状态下,在患者尽可能放松的一刹那,短促的爆发力只需要几千克便可轻松整复,不费体力。

高效:齐鲁医派整骨术在筋骨辨证理论的指导下,可使患者临床少走弯路,便于稳定疗效,提升临床治疗的效率。

安全:只要科学地运用了齐鲁医派整骨术,在临床上就会非常安全。不管是刚性正骨还是柔性正骨,都可依患者的治疗需要,选取医患共同适应的最佳手法。

(一)颈部的运动关节类手法

本类手法适用于颈部僵硬酸痛、颈椎病、落枕、颈椎增生、颈椎小关节错位等一些颈部疾患。当然根据运用目的的不同,临床上,医生应具体灵活运用。

1.抱头后仰旋转法

患者坐位,医者站其后方,双手托住患者下颌部,双拇指置于其脑后,令患者头后仰,左右旋转活动颈部,当左右旋转至最大幅度时,分别施以左右的扳法(图3-2-1)。

注意事项:①左右旋转至最大幅度时,施一较小幅度的旋转力。②有的患者,左右旋

转时需施一力量较小的各个方位的拔伸力。③寰枢椎发育不良的患者慎用此手法。④此法对上位颈椎的整复有明显的作用。

2.颈部拔伸旋转法

患者坐位,医者站于其后,屈肘90°,用前臂靠近肘窝部托住患者的下颌部,另一手掌托其后头部,向上拔伸到一定的程度,然后再旋转至一定的卡压角度,骤然施一该方向的扳法(图3-2-2)。

注意事项:①依患部的不同,医者可调整旋转拔伸的角度和方向。②医者的手和肘要松而不脱,牢而不紧,以防患者紧张。③医者还应注意前臂不要向后挤压患者的气管。

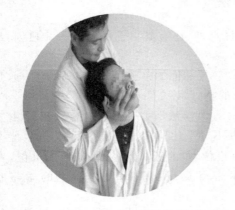

图 3-2-1　抱头后仰旋转法

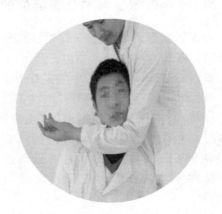

图 3-2-2　颈部拔伸旋转法

3.俯卧肘压旋颈法

以棘突左偏为例:患者俯卧,胸部垫一适度高度的软枕,头偏向右侧,医者用左肘压住偏歪棘突的右侧横突部,手稍微护住其后头部;用右手托扳左侧面颊部后,肘部向床面下压,右手旋转扳拉同时协调用力(图3-2-3)。

注意事项:①医者应肘压和手旋同时发力,一气呵成。②在患者胸前部垫一软枕,主要是调整颈部的屈曲度,使颈部患椎保持在较大的活动位。③对上位胸椎特别是第1、2胸椎及下位颈椎都有一定的整复作用。

4.屈颈侧扳法

以向右旋转扳动为例:患者坐位,医者站于其右后外侧,右手托住左侧面颊部,左手扶其后头,令患者自己颈部屈颈旋转至最大幅度时,两手协同用力向右扳拉,施一短促的爆发力(图3-2-4)。

注意事项:①此种扳法较易掌握,但患者颈部软组织整体的痉挛度较高,也不容易放松,不利于手法的施术。②这是颈部扳法的基础性手法,较适合于初学者练习,但手法不定位,手法的方向也不容易掌握,应用时要慎重。

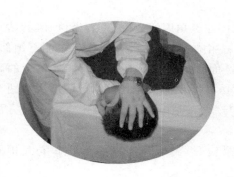
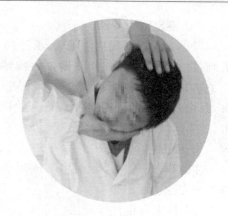

图 3-2-3　俯卧肘压旋颈法

图 3-2-4　屈颈侧扳法

5.屈指旋转顶推法

以颈椎棘突左偏者为例：患者坐位，医者位于其后，左手虎口张开，四指及拇指分别从前、后托住患者的颌、枕部；右手虎口张开，中指、无名指、小指弯曲，拇指及食指伸直，用三指屈曲的第2指间关节顶住患椎横突部，然后向左旋转颈部；至最大幅度时，两手协调，旋、顶结合，施一短促的爆发力(图 3-2-5)。

注意事项：①此法对上中位颈椎有很好的定位整复效果。②医者用不同的手指顶压，可整复不同的颈椎。③旋转时，医者指间关节应始终顶紧患椎的横突中间部。

6.拇指顶推定位旋转复位法

患者坐位，医者立于其后，以患椎棘突右偏为例：医者左手虎口张开托扶其左面颊耳屏前后方；右手拇指顶压住患椎棘突右侧向左用力，其余四指扶其右侧面颊部，左手旋转颈部；在旋转至右方一定幅度且患椎有明显的移动感后，旋、顶结合，施一短促的爆发力(图 3-2-6)。

注意事项：①本法较适用于颈2至胸2椎体的整复，但要注意患者的体质、年龄以及椎体固化的程度，特别是上位胸椎，要慎用此法。②医者顶、推时，拇指要顶紧颈椎棘突，不要错动。本手法对医者的指力有一定的要求，但只要调整好角度，是不需要多大力度的。

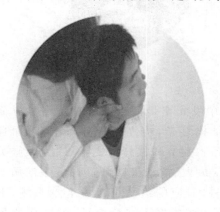
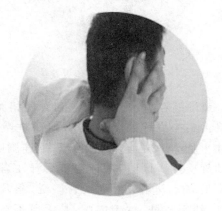

图 3-2-5　屈指旋转顶推法

图 3-2-6　拇指顶推定位旋转复位法

7.颈椎定位扳旋法

以患者颈椎棘突向左偏歪,头歪向右侧,颈椎向左呈角侧弯为例:患者坐位,医者站其后侧,用左手拇指顶住向左偏歪的棘突的左侧向右用力,其余四指背部托其左侧下颌部;右手掌紧贴其右侧颞顶部。先令患者尽量向左侧屈,此时,医者拇指要抵住其偏歪的棘突,其余四指令其下颌向右侧旋转至卡压位,然后医者左手拇指与其余四指所形成的两个抵、托力固定;待患者颈部放松后,右手向着拇指与其余四指所形成的抵压点的中点方位施一快速短促的爆发力(图3-2-7)。

注意事项:①本手法对中下位颈椎的整复效果较好。②医者也可向着虎口与颈椎侧弯的顶点用力。

8.虎口卡压定位扳旋法

以患者颈椎棘突向左偏歪,头歪向右侧,颈椎向左呈角侧弯为例:医者左手拇指稍屈,用拇指顶住偏歪棘突左侧向右用力,虎口及食指桡侧顶住患椎横突部,四指指背托住患者的下颌部,右手按压其右侧颞部;令患者颈部右旋并向左侧屈颈部至指下有移动感时,两手协调,施一短促的爆发力(图3-2-8)。

注意事项:①医者发力的方向以向拇指和四指托下颌部位的两点的中点方向施力。②此复位手法针对的是一段颈椎的侧屈和单一颈椎的歪斜者。

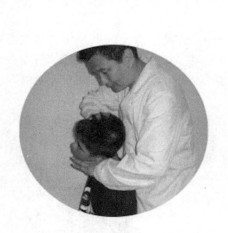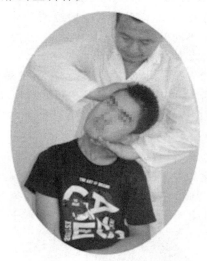

图 3-2-7　颈椎定位扳旋法　　　　图 3-2-8　虎口卡压定位扳旋法

颈椎病在整个脊柱病变和脊柱相关性疾病中发病率最高。颈椎在解剖学方面虽然只占整个脊柱的不足 1/5,但颈椎微细解剖结构复杂,神经血管分布丰富,而且在脊柱生物力学方面,上承头颅,下连胸廓,处于颈胸关节的杠杆力支承点,为颈胸关节的动静交点。同时,颈椎在整个脊柱当中活动度最大、活动最频繁,因而,颈椎病变发病率最高。其相关疾病最为广泛,累及临床各科,对应的症状可以说上承头颅,下联足趾,浅至皮肤,深至内脏,是无所不至、无所不及的。据不完全统计,颈椎病所累及的症状有一百多种,占整个脊柱相关疾病的近 50%,因此,颈椎病及颈椎相关疾病为脊柱病百病之首。

（二）胸部的运动关节类手法

据临床观察及报道表明：胸椎的病变除了可以引起背痛、背部板滞外，还可以引起内脏牵涉痛或其他自主神经功能紊乱的症状。如上位胸椎的小关节紊乱，可伴有胸闷、憋气、心悸、假性心绞痛、假性哮喘等症状；中位胸椎的错缝，可伴有胃脘痛、胆绞痛、腹部牵涉痛等症状；若影响到肋间神经，还可以引起肋间神经的放射痛。临床上很多胸部疾患的表现往往与颈椎的病变有很大关系。

胸部手法适用于胸椎小关节的紊乱、胸椎间盘突发、胸椎骨质增生等。

1.俯卧按压旋转复位法

患者俯卧，头及上身伸出床外，以棘突向左歪斜为例：患者右手掌置于本人枕部或项部，医者将手从其腋下绕至其后头，用手掌压住其置于枕部或项部的手。医者用左肘部下压患椎健侧的横突部，旋转上身背部；当旋转至一定幅度时，肘部下压，臂部上提，协调用力，往往闻及"咔嚓"声，以示复位（图3-2-9）。

注意事项：①患者俯卧时要紧靠医者一侧的床边，医者上提的臂部应尽可能地靠近腋窝根部，以免上提时拉伤臂部。②此法对上、中、下胸椎均有很好的整复效果。③对上位胸椎整复时，医者应使一助手扶持患者的头部，下压的肘部要沉稳，不要产生滑脱。④对下位胸椎整复时，医者可调整患者身体向外探出的程度。

2.抱顶胸椎法

患者立位或坐位，屈肘，两前臂胸前交叉，两手分别紧贴对侧肩部。医者位于其后，环抱患者，胸部正对患椎部。医者发力时，利用前置的手向后压，胸部前顶，两臂向内挤压，使患椎有一定的前后压力（图3-2-10）。

注意事项：①此法对胸椎屈曲度较明显的患者有良好的整复效果。若患者背部板直或胸椎内陷，则需要医者调整患者颈部的屈曲度或患者搭肩的程度，以使其背部尽量屈曲，手法才能施用，否则只能利用他法整复。②通过调整胸部的顶压部位，可做不同部位的胸椎整复。③配合着患者的憋气，此法对胸部"岔气"有明显的疗效。

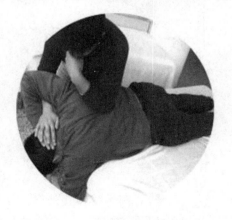

图3-2-9　俯卧按压旋转复位法

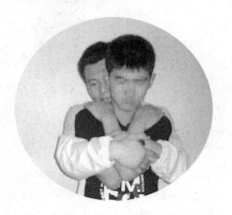

图3-2-10　抱顶胸椎法

3.环抱提抖法

患者立位,医者站其后,双臂从其两腋下环抱患者胸部病变部位,令患者腰部后伸,头后仰,全身放松。医者两腿前后略微分开,后腿脚尖着地,胸部上挺,顶紧患者胸椎的病变部位,将患者抱起,脚离开地面;然后医者快速蹲起,形成一上下的牵引力,同时两臂加压环抱,胸上挺(图3-2-11)。

注意事项:①若患者过高或体重过大,医者可使患者两腿左右分开降低重心,且无须抱起患者,只需将病变部位用胸向上托起,利用胸顶和两臂的环抱挤压达到整复的目的。②若为异性操作,可令女患者两前臂交叉护胸,再依前法操作。③对于老年人,慎用此法。即便使用此法,也要注意力的均匀、力的大小、运动的幅度,尽量不要将患者提起,以防胸肋部的骨折。④本法对胸胁岔气有效,但要注意调整患者的呼吸,以配合治疗。⑤抱患者的臂施力时要尽可能均匀,根据病变部位适当调整胸及臂的施力方向,以便使力尽可能地作用于病变部位。⑥下胸部的整复,要注意环抱臂的部位可在肋弓偏上,医者胸部的发力应朝向斜上方。

4.抱颈环抱胸部托顶法

患者立位,双手十指交叉抱颈,腰部后伸,头后仰,全身放松。医者收腹,胸部上挺,使其胸部顶贴患者胸椎的病变部位,两臂环抱胸部;嘱患者吸气至最大幅度,在此瞬间,医者胸部向上托顶,两臂内扣,胸前两手下压用力,胸与两臂协调施一短促的爆发力(图3-2-12)。

注意事项:①医者的胸部要托住患者的上半身,使其重心落在患者的胸部。②不要让患者双脚离地。③患者抱颈是为了增大胸椎的屈曲度并尽可能使胸椎凸显及增大胸部整复部位以上的力臂,有利于手法整复,较上一手法是个很大改进。

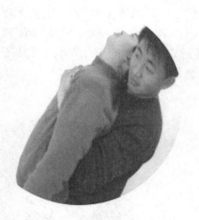

图3-2-11　环抱提抖法

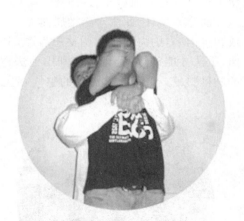

图3-2-12　抱颈环抱胸部托顶法

5.托臂屈肘下压法

患者俯卧位,以胸椎棘突向左偏歪为例:患者面转向右侧,右侧手臂伸直外展。医者坐于右侧床边,右手从其右腋下托起其右肩臂部,左肘鹰嘴部下压偏歪棘突右侧的横突部,右手与左肘一扳一压,协调用力(图3-2-13)。

注意事项：①医者托臂的手应紧靠前臂根部，使手与上身融为一体，将上身右侧向上扳起至一定高度后再协调发力。②对于瘦弱的患者，下压的肘部要放平，增大其接触面积，减少手法的不良刺激。③由于胸椎的棘突位置低于相应横突，因此，肘部按压的位置要在患椎棘突的上方寻找。④本手法较适合肩胛间区的胸椎整复。

6.双手颈后胸顶法

患者立位或坐位，双手十指交叉置于颈后。医者位于其后，双手从患者腋下绕至肩前分别握住其双腕部，双臂向后拉，胸部前顶，胸顶与臂拉相互协调，施一短促的爆发力（图3-2-14）。

注意事项：①患者置于颈后的手所放的部位不同，肘部外展的程度不一，对胸椎的牵拉效果不一。②依患者胸椎在上述状态下的屈曲度不同，患椎的位置不同，医者的胸部也要选择不同的顶压点。③医者的两上臂应尽量内收，靠近腋窝部。④医者双手后拉时，应尽量用前臂发力，手部的拉力应较小。⑤医者施术时可与患者的呼吸运动相配合，适当深吸气，并适当做憋气动作。

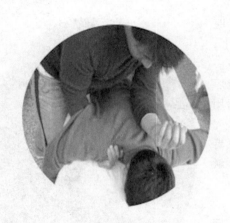

图3-2-13　托臂屈肘下压法

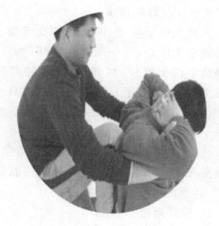

图3-2-14　双手颈后胸顶法

7.双手收肘环抱法

患者立位，双手十指交叉置于颈后，肘部内收尽量靠近胸部，深吸气。医者位于其后，双臂环抱患者的双前臂部及后背部做胸顶、手压动作，两手协调用力（图3-2-15）。

注意事项：①此法较适于肩、肘关节较灵活的患者。②此法较适合身材瘦弱的患者，体胖者不易环抱，不易手法复位。

8.立位提抖法

患者双手十指交叉置于脑后。医者位于其后，将手由其腋下绕至肩前，握持患者的双手腕部，将患者提起抖动数次（图3-2-16）。

注意事项：①此手法不适于肩关节较灵活的患者。②提抖时医者需挺胸运腰，腰部承受的力量较大，易引起医者腰部损伤。③将患者提起抖动时，对发出的力不容易控制，抖动力过大，易引起患者颈部、胸部的损伤，故临床应用本手法时应慎重。

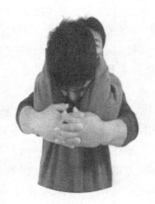

图 3-2-15　双手收肘环抱法

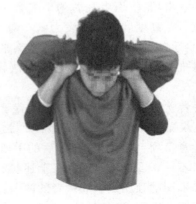

图 3-2-16　立位提抖法

9.坐位盘臂膝顶法

患者坐位于床上,两手十指交叉置于颈后。医者单腿立于床边,另一腿屈髋屈膝,脚踏于床面上,手经腋下绕至臂前,握其手腕部,膝部顶住患椎一侧横突部(或棘突上),并根据患椎的高度令患者后仰或前屈调整医者膝部的高度,上肢与膝部协调用力施一短促的爆发力(图 3-2-17)。

注意事项:①患者上身倾斜的角度不同,医者应注意发力的方向性。②医者应注意膝部的接触面要大,要配合好患者的呼吸。

10.俯卧拇指冲压法

患者取俯卧位,医者站或跪于一侧的床边,用双手拇指沉稳按压患椎脊柱两侧横突部,力的方向朝向前下方;当按压至最大幅度时,可施一向下的短促爆发力(图 3-2-18)。

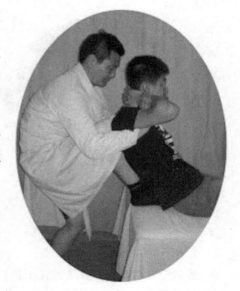

图 3-2-17　坐位盘臂膝顶法

注意事项:①对于老年人及骨质疏松的患者可尽量少施用此法。②按压时,医者双指不要离开患者的身体。③患者俯卧时应在其下垫一适当高度的枕头,以使患部适当悬空。

11.背整法

医患背靠背站立,屈肘互挽,医者双肘位于内侧,背起患者,嘱其仰头、背腰及下肢放松。医者尽量含胸弯腰使后凸的背腰弓正对病变的胸椎棘突,然后屈膝下蹲,快速蹲起,形成一上下反方向的牵引力(图 3-2-19)。

注意事项:①此方法对下位胸椎有很好的整复作用。②术前可先让患者做左右方向或前后方向的小幅度预摆。③让患者的双手重叠搭在下位胸椎上,可以定点整复胸椎,见"夏氏改良背整法",体现了一法多用的思想。④患者体重较大时,为了自我保护,医者可谨慎选择此手法。

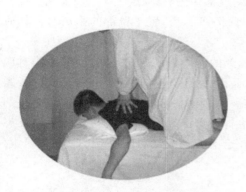

图 3-2-18　俯卧拇指冲压法

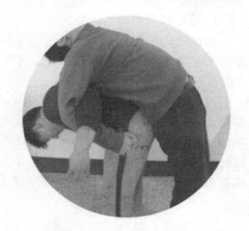

图 3-2-19　背整法

12.坐位后仰扩胸法

患者十指交叉抱颈坐在方凳上,医者位于其后,将两臂从患者颈部两侧肩臂之间伸入,两手掌贴附其两肋部,令患者后仰。医者弓步站立或坐在适宜高度的方凳上,用一腿膝盖上部顶住患者偏歪的棘突或棘旁,胸部前倾抵住患者后头部,使患者背部屈曲呈弓形,使患椎正好位于弓形的顶点。患者调整好姿势体位后,医者前臂部下压,施一短促的爆发力(图 3-2-20)。

注意事项:①适当调整好医者膝部与患者所坐方凳的高度。②患者的两肘部尽量内收,以增加其后背的屈曲度。

13.推头旋颈压胸法

患者俯卧,胸部垫一软枕,以患椎棘突向左偏斜为例:患者面部转向右侧,使头颈部略呈后仰位。医者站其右侧,右手推顶患者后头部向左,左手拇指或肘部按压偏歪患椎右侧的横突部,两手协调,推压结合同时用力;至最大幅度时,施一短促的爆发力(图 3-2-21)。

注意事项:①本手法可适用于胸 2 以上节段的胸椎小关节紊乱。②医者推顶患者后头的手在用力时,由于颜面转向一侧,所以应形成一个旋转性的外力。③医者在做发力之前的预旋时,应使患椎有一定的轻微扭动,满足此条件才有利于手法成功。

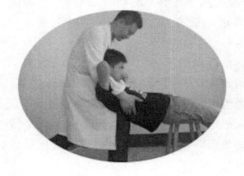

图 3-2-20　坐位后仰扩胸法

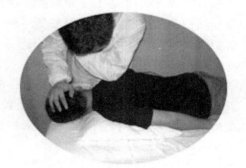

图 3-2-21　推头旋颈压胸法

115

14.仰卧搭肩垫顶推压法

患者仰卧两前臂胸前交叉,两手分别搭在对侧肩部。医者站于一侧,一手握拳,垫于错位患关节部,另一手推按住患者交叉于胸前的臂部;抵紧后,置于臂部的手用力向其后上方推按,使之复位(图 3-2-22)。

注意事项:①医者应两手协调用力,使施于胸部的作用力的方向正对患椎(拳头对应部)。②医者握拳的手要紧握且最好形成一个平面,以免有不良的刺激反应,造成患者紧张,不利于手法复位成功。③床面要软硬及厚薄适中,否则易缓冲或过度挤压医者拳头的指间关节,不利于手法复位。④先让患者坐位,检查好患椎后,医者应把握拳的手垫在患椎上后再让患者躺卧。⑤医者在发力整复时,可配合患者的吸气动作。

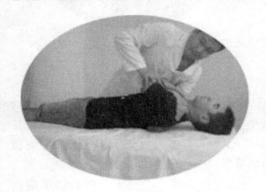

图 3-2-22 仰卧搭肩垫顶推压法

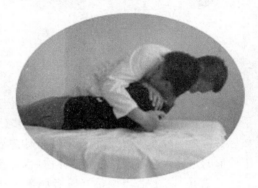

图 3-2-23 仰卧搭肩垫顶胸压法

15.仰卧搭肩垫顶胸压法

患者仰卧两前臂胸前交叉,两手分别搭在对侧肩部。医者站于其右侧,左手握拳,垫于错位胸椎关节部,左手扳拉患者左肩,并用胸部抵压患者交叉于胸前的臂部。医者胸部下压抵紧至最大幅度后,胸部骤然下压,使之复位(图 3-2-23)。

注意事项:同仰卧搭肩垫顶推压法。

16.抱颈垫顶推压法

患者十指交叉抱颈,两肘尖尽量靠近胸部,仰卧于床上。医者站患者右侧,左手握拳垫在其患胸椎部;医者右手拉患者左肩部并用前臂及肘部下压其左侧前臂及肘部,左胸部紧压其右前臂及肘部,使其脊柱呈弓形,患椎位于弓形的最高点并与拳头紧贴;上身与右臂协调下压,施一短促的爆发力(图 3-2-24)。

注意事项:①若患者的肩肘部欠灵活,肘部与胸部距离较远,就难以固定下压,不利于手法操作成功,应选用他法。②医者握拳时,应拇指放松,压在食指的近节指骨桡侧便可,并使脊柱卡压在鱼际和指端之间的缝隙处。③医者为了便于发力,可使患者右腿抬起,膝部微屈顶在床面上,上身尽量与患者的躯干方向一致。④本手法对整个胸腰椎都有一定的整复效果,特别是对中下位胸椎及上位腰椎,整复效果明显。⑤老年人及骨质疏松的患者要慎用此法。

17.仰卧垫顶胸压法

患者仰卧,两肘部屈曲,两手分别搭在对侧肩头。医者站其右侧,右手半握拳,从患者身体左侧绕至其后背部,垫顶患椎;左手扶住患者后头部,令患者颈胸部屈曲,使屈曲的顶点正好位于患椎部,然后医者用胸部顶紧患者搭在胸前的双臂,向下施一短促的爆发力(图3-2-25)。

注意事项:同仰卧搭肩垫顶推压法。

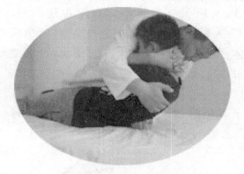 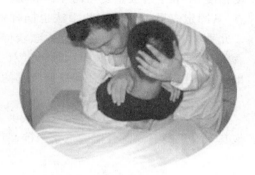

图 3-2-24　抱颈垫顶推压法　　　　　　　　　图 3-2-25　仰卧垫顶胸压法

18.立位抱胸垫顶法

患者背墙站立,肩内收,屈肘,前臂"十"字交叉,双手分别搭在对侧的肩部,使胸部患椎尽可能呈后凸姿态。医者面向患者,左手握拳,拳心对准患椎,拳背紧贴墙面;右手掌推顶或右手抓住患者的左肩部,用胸部顶推其交叉的前臂;全身协调用力,向拳心部施一短促的爆发力(图3-2-26)。

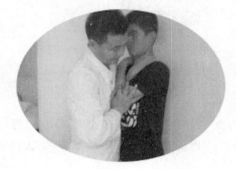 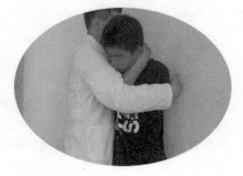

图 3-2-26　立位抱胸垫顶法　　　　　　　　　图 3-2-27　立位抱胸垫顶法

注意事项:①此手法与上五个手法类同,只是体位改变而已。因此,注意事项与应用技巧都类同,可在没有床位的情况下代替一下,临床效果尚可,但发力要大于仰卧位操作。②由于墙面较硬,拳背部可垫一软物,避免拳背挤压伤。③患者两臂抱胸的姿态可任意变化,只要医患适宜,便于整复便可(图3-2-27)。

19.立位定点扳旋法

以患者胸椎棘突向右歪斜或患者胸椎向右侧弯为例。患者取站立位,一助手固定其髋部及双下肢,或令患者下肢紧贴一侧床头(床头另一端一定要紧贴墙面),双手十指交叉于颈后,两肘尖自然向前。医者用右侧髋部抵紧患者骨盆部及下肢于床头,左手拇指抵住向右偏歪的棘突的右侧向左用力,右手从患者胸前握住其左手上臂部,令患者躯干向右旋转至一定幅度后,在此位置下做前后方向的屈伸运动;在左手拇指下有较大活动度的姿态下,医者右手用力向右做一短促的扳拉力(图3-2-28)。

注意事项:①一定要固定好患者的下肢,以免其缓冲了患椎的整复力或增大患者的运动幅度,不利于短促整复力的操作成功。②相对来说,床头的高度与患者的髋骨高度越接近,其固定效果越好。③此手法也同样适合于腰椎,与冯天有的腰椎定点复位法相似。④此手法也可坐位操作,而且此手法较传统的冯氏手法更有利于医者的运力操作,这与医者附着点的选择有很大关系。⑤患者双手的姿势体位变化及医者附着点的变化,可演变出更多的整复类手法,具体可参照腰部的同类整复手法。

20.直立扣颈环抱胸顶法

患者站立,医者站其身后,双手从患者腋下绕至其颈后,双手十指交叉。患者双手环抱其双臂于胸前。医者前胸抵紧患椎,两臂协调用力,施一短促的爆发力(图3-2-29)。

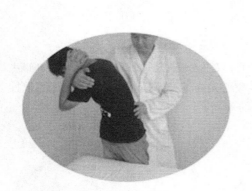

图3-2-28　立位定点扳旋法

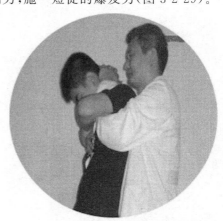

图3-2-29　直立扣颈环抱胸顶法

此手法操作简单,安全可靠,实用性强。

注意事项:①医者紧扣的双手要控制下压的力度,以防引起患者颈部不适。②可令患者屈颈以调整需要整复的胸椎的高度。③患者环抱的力度改变对手法整复也相当关键。

由胸椎的脊髓侧角发出的交感神经纤维所构成的椎前交感神经节和椎旁交感神经节分布在脊柱两侧。颈椎旁的椎旁交感神经节,其神经纤维来自于胸椎。尤其是颈椎椎旁交感神经的下节与胸椎上节交感神经节构成了星状神经节。因而当颈胸关节出现软组织损伤、小关节错位,刺激或压迫了星状神经节时,可引起近百种脊柱相关性疾病。而胸椎所致的脊柱相关性疾病,大部分与胸椎所对应的同名内脏相关联。因而胸椎病变所致的脊柱相关性疾病,多引起呼吸系统、循环系统、消化系统及泌尿系统的相关综合征。

（三）腰部的运动关节类手法

1.腰部背整法

患者与医者背向站立，肘部屈曲互挽。医者肘部位于内侧，用臀部顶住患者的腰骶部或腰部病变部位，弯腰将患者背起；嘱患者头后仰，下肢放松，调整患者身体的倾斜度，使其腰部病变部位有一种自身重力的牵拉感。然后医者将脚跟抬起，微前倾上身，腰挺直，但此时一定仍让患者身体尽量保持垂直位，头后仰姿势。医者用臀部顶住患部腰椎，然后做快速的蹲起，使腰部患椎有一个上下相反方向的牵引力（图3-2-30）。

此手法是笔者的师承手法，虽然很多书上都有记载，但都没有详细说明下肢的发力动作。所以笔者也把它作为本门的上乘手法，其神奇的医疗效果有时是任何别的手法代替不了的。本手法看似简单，临床操作可不太容易。余教学二十余年，真正能很好掌握此手法的学生却寥寥无几，希望大家认真练习，仔细揣摩。

注意事项：①背整时，医者若调整身体曲度的变化，可对不同胸椎、腰椎的整复起作用。②患者身材高大时，医者可站在高度适宜的垫板上，但在操作时要注意安全。③下蹲时，医者腰部弯曲度不能太大，以免患者整个身体的重量全部压在医者的腰部，很难形成上下反方向的牵拉力。④针对肩肘部有疾患及年老体弱的患者，医者应慎用此手法。

背整法是治疗腰椎间盘突出症、腰椎后关节紊乱以及腰部软组织损伤常用的手法之一。操作时由于受到医患身高的影响（背起患者后，患者的腿离地太近，下蹲后脚容易触地），因此还需要医者在高度受限的情况下，踩着厚实的踏板进行操作。笔者依据自己多年的实践经验，特将此手法进行了一些改良，改善了患椎的牵拉力度，起到了定位牵引的效果。

2.夏氏定位腰部背整法

医患背靠背站立，屈肘互挽，医者肘位于内侧。患者两手掌在背后平放或叠放在自身腰椎患部，医者用屈曲的腰部或臀部顶住其两手掌部，使双手与腰椎患部互贴，避免滑动；将患者背起，如上所述继续进行腰部背整法的操作（图3-2-31）。

注意事项：①依据患者两手叠高的程度，可分别整复相应的椎体。②其余注意事项与腰部背整法相同。

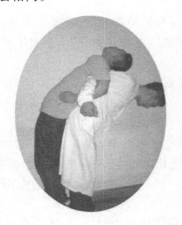 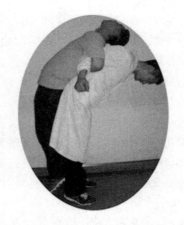

图3-2-30 腰部背整法　　　　　图3-2-31 夏氏定位腰部背整法

3.坐位屈伸对抗法

患者坐于床头前方的方凳上，双手十指交叉置于头或颈后。医者位于其后，坐于床头，双手绕患者腋下，掌心向前握住其腕部，双膝顶住腰部软组织损伤部位，二人同时做对抗性的屈伸及旋转活动（图3-2-32）。

注意事项：①此法对腰部牵引后不吃力或腰部屈伸不利的患者有较好的疗效。②膝部可依运动、损伤的部位不同，适当调整顶压的部位，并在相应的手法过程中配合医患的交互退让用力。

4.夏氏双坐位腰部牵引法

医患同向坐在床面上，医者位于其后，双腿分开，患者坐于其两腿之间。患者盘腿坐位，两前臂胸前交叉，两手虎口张开分别握持对应侧上臂下部靠肘窝处。医者两腿分开，坐于患者身后，两腿分别搭在患者的大腿上，用脚的外侧扣住其大腿内侧；两臂环抱患者上胸背部，一手握持患者的一手腕部，另一手握持自身腕部。嘱患者上身放松后仰，医者随患者身体后仰的同时，腰部发力带动两腿和两臂协同发力（图3-2-33）。

注意事项：①医者若想连同整理胸椎，只需在拔伸至最大幅度后，加大胸部的环抱力。②在患者的腰部垫一适宜厚度和硬度的抱枕，可以起到保持正常腰部生理曲度的作用。

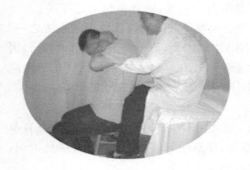

图3-2-32　坐位屈伸对抗法

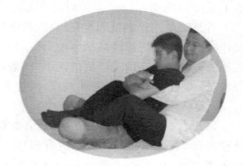

图3-2-33　夏氏双坐位腰部牵引法

5.腰部侧屈法

患者俯卧，一助手固定上身，以向左侧侧屈牵拉右侧腰部为例：医者立于其左侧，一手顶住患者左侧髋部，另一手穿左大腿前面握住右大腿后面及外侧，沿床面水平将其右腿向左侧扳拉，使其腰椎侧屈呈弓形（图3-2-34）。

注意事项：①此手法可用于患侧向健侧侧屈受限者。②医者可以施用抗阻方法，以加强患侧的侧屈力度和幅度。

6.直腿高举法

患者仰卧，两腿伸直，以右侧为患侧为例：医者立于其右侧，右手以肘弯部夹住患肢小腿后面下部，手绕至前扣住髌骨部，使膝部处于伸直状态；左手握持患者足底前部，然后使患肢上抬至一定高度；若患肢出现疼痛，两手协调一抬一压，加大对下肢的作用力量及幅度（图3-2-35）。

注意事项：①患肢抬高时，臀部勿抬起。②本法常用于腰椎间盘、坐骨神经的诊治及大腿后部软组织的损伤。

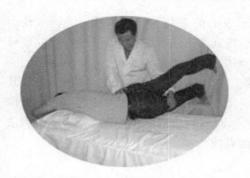

图 3-2-34　腰部侧屈法

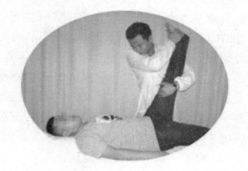

图 3-2-35　直腿高举法

7.腰椎坐位定点旋转复位法（冯氏代表性手法）

患者坐于方凳上，助手面对患者站立，双腿夹住患者左大腿，双手压住左大腿根部，维持患者正坐姿势。医者坐于患者后方，以拇指探查，找到偏歪的棘突。以棘突向右侧偏歪为例：医者左手拇指顶住棘突的右侧，右手从患者右腋下穿过，用手掌按住其颈部；嘱患者慢慢弯腰右转，达到一定幅度时会遇到明显阻力。此时，医者右上肢使患者躯干向后内侧旋转，同时左手拇指向左上推顶棘突，可听到"咔嚓"的响声，左手拇指可感到棘突有跳动感。

冯氏的"腰椎坐位定点旋转复位法"表述简单，操作要领少，还需要助手协助，医者若没有深入研究其操作要领，则做起来会很不顺手，也就渐渐将此手法淘汰了。笔者也研究此手法多年，反复实践后逐渐研究出其操作要领，并改正此手法的弊端，又创新出更多更易操作的手法。下面就将"腰椎坐位定点旋转复位法"的详细要领分解如下：

患者坐位，腰部放松，两手自然下垂，以棘突向右侧偏歪，腰椎向右侧旋转扳动为例：助手站在患者左前方，两腿夹住患者左腿，双手压住左侧大腿根部（也可固定双腿），以固定患者坐姿，避免手法时下肢及骨盆移动，影响最后的发力效果。医者位于患者右后方，用左手拇指顶按偏歪的棘突向左用力，右手从患者右腋下穿过并用手掌按其颈项部。准备就绪后按下面三步完成整个动作：

第一步：让患者慢慢弯腰，前屈到医者拇指下感到棘突活动、棘突间隙张开时即保持这一姿势体位。医者反复试验几次后，确认此体位腰椎受力最大。

第二步：在屈腰状态下，将患者腰部向右侧屈到一定幅度，使病变节段被限制在这个脊柱曲线的顶点上，而这个曲线的顶点将是最小的阻力点，此时，就实现了手法定位的可能。

第三步：在上述状态下，再做腰部的旋转运动，使患者腰部向右侧旋转至最大限度，此时医者按住颈项部的手下压，肘部上抬，做一增大幅度的扳动，左手拇指同时用力顶按棘突。此时常可听到"嘎嘎"声，医者手下也有棘突滑动感，表示手法成功。若患者体质壮实难以复位，助手则可协助用力推按患者左肩后部，以协助医者旋转和扳动腰部（图 3-2-36）。

注意事项：①上身固定不稳，容易泄力。

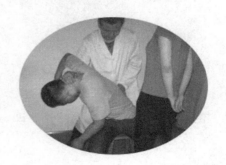

图 3-2-36　腰椎坐位定点旋转复位法

②上身发力点与腰部受力点的空间位置关系复杂,发力的方向不容易掌控。③构成动力臂的因素欠缺,上身有轻飘飘的感觉,有力发不出;传到腰部患椎的力量太分散,有效传导力太小,不利于手法复位。④腰部旋转幅度过大会使定位的手指发不上力。

笔者后来又观看了中国人民解放军空军总医院的"新医正骨疗法"的宣传片,发现其手法有了少许的改变,手法操作的稳定性也有了一定的提高,但还未做到尽善尽美。下面的手法就是笔者源于冯氏的坐位旋转复位法的灵感而创新出的一些新的手法,多数手法更优于传统的旋转复位法,这也是笔者创新思维的点滴体现。

8.肩抬头拨拉肩定点复位法

患者坐位或立位,腰部放松,两手十指交叉相扣抱住枕后部或项部。医者用左肩部抵紧抗住患者的右腋部,用头抵紧患者的右肘部,用右手扳住患者左肩后部,使整个臂部固定住患者的上身,用左手拇指抵住向右歪斜的棘突。助手固定患者左侧或双侧下肢(若患者贴床头站立位则无须助手),然后令患者前屈及向右旋转如"腰椎坐位定点旋转复位法"(图3-2-37)。

注意事项:①由于医者需要一个向上的拔伸力,为了达到此效果,坐位复位时,助手一定要下压用力,并固定好患者以防其臀部离开板凳。②站立复位时,医者的髋部一定顶紧患者的下肢及骨盆部于床头。

9.扳腿扣颈立位腰椎不定点复位法

患者十指交叉相扣于枕项部站立,医者位于其后侧,将其屈髋屈膝的右下肢大腿部扳拉固定。医者右手臂绕过右腋下至其右侧颈后扣于其交叉的十指,令患者屈曲腰部,两手协调用力,具体的手法要领细节同上。此手法与上一手法相同,只是有无助手及能否定位的差别(图3-2-38)。

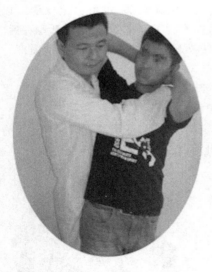

图3-2-37　肩抬头拨拉肩定点复位法

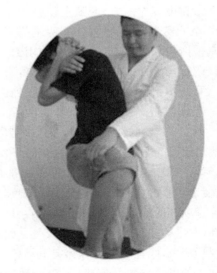

图3-2-38　扳腿扣颈立位腰椎不定点复位法

10.推肩扳髋复位法

患者侧卧,贴于床面的下肢自然伸直,另一下肢微屈髋屈膝于一侧。医者站于床边一侧,面对患者而立,用一手掌或前臂部按于其肩前部,另一手及前臂盘住其腰臀部,双手协调用力做相反方向(或同一方向但加大腰旋转幅度)的缓缓推动,使其腰部被动旋转。当患者的腰部旋转到最大幅度时,医者两臂交错施一短促的爆发力(图3-2-39)。

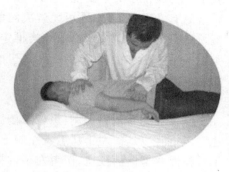

注意事项:①患者侧卧时的姿态要调整好。②医者的附着部位要稳。③医者发力的方向要调整好。④医者的用力时机要掌握好。

图 3-2-39　推肩扳髋复位法

推肩扳髋复位法是临床常用的腰部手法,具有操作简单、安全、有效的特点。马达等曾在尸体上采用模拟手法对L4~L5、L5~S1椎间盘后外缘应力变化进行测定,以及对脊柱不同位置变化下腰椎小关节相互关系改变做了观察。结果发现前屈侧弯旋转法时腰椎小关节的活动幅度最大,直立旋转法次之;向左侧旋转时小关节突做切面的旋转滑动,右侧小关节间隙增大,椎间盘的右后外侧压力增高;向右侧旋转时反之。通过此类手法的运用,就可以不断变化椎间盘的内压,使粘连于纤维环外缘的髓核容易变化或变形,从而减轻神经根的受压状况。这就是此手法为何对腰部病变有明显疗效的原因之一。

当然,此手法也存在着一定的缺憾。由于医者发力的方向不同、患者姿势体位的差异、上下旋转时形成的绞合力的力点不固定等,使此种复位方法存在着定位不准确的缺点。若医生临床中能注意到上述几种因素对力点(只有力点与患椎的病变点重合才说明定位准确)的影响,就能弥补此手法的不足,使定位准确。

具体方法就是改变患者的体位,医者的附着点,旋转方向及上、下腰椎的不同旋转幅度,用手感知不同的运动形式下患椎的动感如何。若在某一位置下患椎有较大的活动度,那么就应在此状态下进行复位,才易成功。所以,医生在具体操作时,可做如下的调整:患者侧卧,贴于床面的下肢自然伸直,另一下肢可以根据需要整复的腰椎的位置,来决定屈髋屈膝的程度。医者站于床边一侧,面对患者而立,先用一手指放在要整复的腰椎上并使前臂盘住其腰臀部,另一手牵拉患者贴在床面的手臂,使其腰部轻轻旋转至另一手指下有移动感时,在此姿势状态下,再如上附着两臂,交错用力施一短促的寸劲。

11.改良式推肩扳髋复位法

以腰椎棘突向左偏斜为例:患者左侧卧位,医者站于床边一侧,面向患者而立,用左肘尖部点压患者右侧高起的腰椎横突部,右手掌推按肩臂部,手肘协调用力,旋转腰部,边旋转边点按,边加大腰部的旋转幅度;当患者腰部旋转至最大限度时,手、肘骤然发力(图3-2-40)。

注意事项:①医者两手在患者上下的附着部位要牢靠,手法操作时不能滑脱,以免造成患者损伤。②此手法可以根据腰部扭曲的程度以及医者最后发力的方向性不同,来整复下位的胸椎小关节紊乱。

只有发现了问题,才可能解决问题,医者对此法的不足之处稍微改动,就能达到定点复位的目的。上面介绍的一些腰椎定点复位法就是在这种思想的指导下产生的。当然,类似的手法还有很多,笔者在此只想抛砖引玉,希望能引起大家的思索,创造出更多、更好的定位整复手法。

12.定位勾推棘突复位法

以棘突向右偏斜为例:患者右侧卧位,左侧上肢自然后伸屈肘放于体侧,医者站在床边一侧,面向患者,左手从患者左侧上肢的腋下穿过,屈肘以前臂部抵住患者肩前方,另一手扳住髋臀部向后扳拉;医者左手的拇、食指捏拿患椎上一棘突以固定,放于臀部手的食指或中指、无名指等向上勾拉患椎。当患者腰椎旋转到最大幅度时,两手协调用力,推勾结合,施一短促的爆发力(图 3-2-41)。

注意事项:①本法对腰中部的关节紊乱具有良好的定位整复效果。②若患者上身较长,医者可改为健侧卧位,抵患者肩部的手可持一定长度的推拿棒,以棒端顶住偏歪的棘突向健侧,使棒端与前臂部成为一整体,另一手扳拉髋臀部。

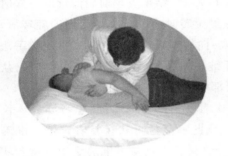

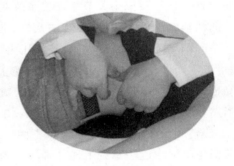

图 3-2-40　改良式推肩扳髋复位法　　　　图 3-2-41　定位勾推棘突复位法

13.侧卧协助定位勾按复位法

以患椎棘突向左偏歪为例:患者右侧卧位,医者站其一侧面向患者,患者左臂屈曲后伸,掌心朝向背部,用其拇指紧按偏歪的棘突向右,腰部放松。医者左手或左前臂贴附其肩臂部前方,右手拇指向右按压患者按于患椎棘突上的拇指,食指或中指于下位健椎棘突的右侧用力向左勾拉,使相邻的两椎形成一左一右的交错力;然后旋转患者腰部,在旋转时,拇、食指二指不能移动;当旋转至指下有移动感时,两臂协调,右手拇指与食指或中指协调施一短促的爆发力(图 3-2-42)。

注意事项:①医者的拇指与下方固定的手指一定要形成一推一勾的相反方向的力且保持一定的力度。②医者作用于患者肩臂部的力的方向一定要调整好。

14.辅助定位勾旋棘突复位法

以患椎棘突向右偏斜为例:患者右侧卧位,医者面向患者,将推肩部的手从患者健侧上肢的腋下穿过,屈肘以前臂部抵住患者肩前方;患者用左侧上肢拇指的指腹顶压患椎的上一椎体棘突向右侧用力,医者放于臀部的手的拇指协助患者的拇指用力,食、中指或无名指向左勾拉患椎。当患者腰椎旋转到最大幅度时,医者两手协调用力,推勾结合,施一短促的爆发力(图 3-2-43)。

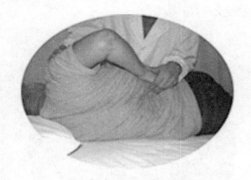

图 3-2-42　侧卧协助定位勾按复位法

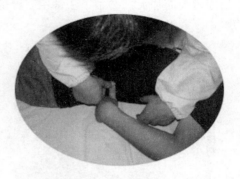

图 3-2-43　辅助定位勾旋棘突复位法

15.叠指定位旋转复位法

以患椎棘突向右歪斜为例:患者左侧卧位,与医者面对。医者右前臂部压住患者肩前部,患者右臂肘部屈曲,勾住医者前臂部,医者的右手拇指点按向右偏歪的棘突的右侧向左用力;医者的左手拇指协助叠指点压自己的右手拇指背面,前臂部扳拉患者右侧腰臀部。医者两前臂与两手拇指协调用力旋转腰部至最大幅度后,施一短促的爆发力(图 3-2-44)。

16.腰部改良侧扳法

以患者腰椎棘突向右偏歪为例:患者右侧卧位,左肩外展屈肘,以手扣住其同侧颈部,右手搭在左侧的胸肩部,以稳固上身;医者调整患者左侧下肢髋膝的屈曲程度,以使其患椎有较大的活动度。医者用右肘鹰嘴部下压患者左侧高起的横突部,左手掌顶推其放在胸肩部的手掌,上肢协调用力,施一短促的爆发力(图 3-2-45)。

注意事项:①若医者顶推的左手掌发力不佳,则可以改为用左臂肘部勾拉其左肩部发力。②医者的右肘鹰嘴部接触面积要大,尽量靠近棘突部,以免横突部骨折。

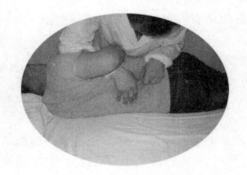

图 3-2-44　叠指定位旋转复位法

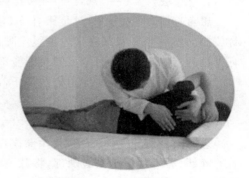

图 3-2-45　腰部改良侧扳法

17.立位晃腰法

患者两脚叉开,双手左右上举扶墙。医者站其后侧,双手虎口张开卡住患者腰部两侧,令患者腰部做环转运动,医者双手用力,协调配合(图 3-2-46)。

注意事项：①医者在对患者腰部做环转运动时，幅度应由小到大，医者的力度也应随幅度增大而加大。②本手法常用于腰部屈伸及侧屈受限的患者。

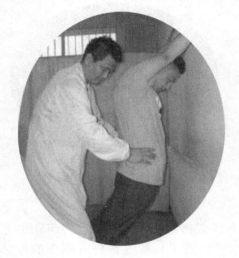

图 3-2-46　立位晃腰法

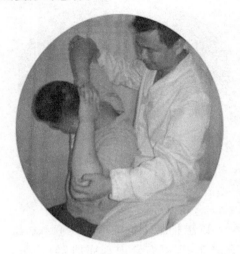

图 3-2-47　坐位腰部侧屈法

18.坐位腰部侧屈法

患者双手十指交叉，抱颈坐于方凳上。医者位于患者后方，坐于床头，双手扶持其双肘，令患者左右侧屈腰部。在患者腰部侧屈至左右最大幅度后，医者再协助施一短促的爆发力（图 3-2-47）。

患者注意事项：①患者侧屈时，幅度应由小到大。此法常用于腰部侧屈受限的患者。②医者的两膝部在手法操作时，可以协助固定其骨盆。

（四）骶髂部的运动关节类手法

1.分膝法

患者仰卧，两膝分开，双足跟并齐，使鼻-脐-足跟保持在一条线上，双手置于腹部，全身放松。然后令患者深吸气后再缓慢呼出，至呼气将尽时，医者双手将患者分开的双膝用有弹性的巧力下压，此时常可闻及腰骶部复位的弹响声（图 3-2-48）。

注意事项：①患者要穿宽松的裤子，以免衣物影响复位的效果。②此手法适用于骶髂关节各种形式的半脱位。

2.按髂握踝推拉法

患者健侧卧位，助手握健肢踝部拔直固定。医者立于患者后方，一手掌根抵紧伤侧髂后上棘部，另一手握拿伤肢踝部，将膝关节屈曲 90°；此时，医者握踝之手向后猛力牵拉，同时另一手向前推顶髂后上棘，使髋关节向后过伸，拉紧大腿前侧的股四头肌和髂股韧带，迫使髂骨向前旋转移位（图 3-2-49）。

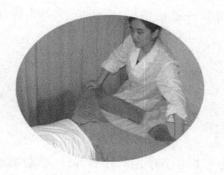

图 3-2-48　分膝法

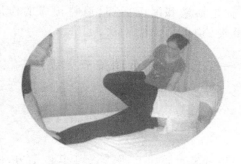

图 2-2-49　按髂握踝推拉法

3.按髂托股后伸法

患者俯卧位。医者立于患肢同侧,用一手前臂部或掌面压住患侧骶髂关节部,另一手肘部屈曲,用屈曲的肘窝部托住大腿上端向后内侧用力扳伸。此手法主要用于骶髂关节后旋所引起的半脱位(图 3-2-50)。

4.过屈膝髋关节法

患者仰卧位,助手按压健侧下肢,使其固定。医者立于伤侧,一手握伤肢踝部,另一手握其膝部,两手协同动作将髋膝关节过度屈曲,利用髋关节后部筋肉组织和大腿后侧腘绳肌的牵拉力,迫使髂骨向后旋转移动(图 3-2-51)。

5.拔伸牵抖伤肢法

以右侧为例:患者仰卧位,助手需要固定患者两腋部(与医者做对抗拔伸)。医者立于伤侧,用右腋部夹住伤肢小腿下段,右肘屈曲用前臂背侧托住伤肢小腿后部,左手放于膝关节前方,右手搭于左前臂中三分之一处。此时,医者用力夹持小腿向下拔伸伤肢 1~2 分钟,而后牵拉抖动放松下肢,半脱位即可整复(图 3-2-52)。

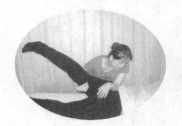

图 3-2-50　按髂托股后伸法

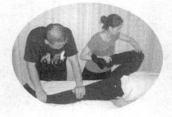

图 3-2-51　过屈膝髋关节法

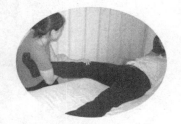

图 3-2-52　拔伸牵抖伤肢法

第三节　四肢部的运动关节类手法

四肢各关节的构造都有一定的差异性,这就造成它们的运动各有各的特点。所以,我们在学习各关节的运动类手法时,应注意各关节的特点,并选择适宜的运动轴;另外,还应注意各自关节的运动幅度。四肢的手法主要用于治疗四肢关节疼痛、肿胀、运动障碍,具有松解粘连、增强关节囊和肌肉弹性、增强肌肉收缩功能、加固关节、促进血液和淋巴循环、消肿止痛的作用。关节的急慢性损伤、退行性和非特异性关节炎，均可用此类手法。

一、上肢部的运动关节类手法

（一）肩部

1.肩部环转上牵法

患者坐于矮凳上，医者立于其侧前方，两手分别握住其手的大小鱼际处，患肢肘部屈曲，肩部放松。然后使患者在肘部屈曲位做肩部的环转运动，运动时仍保持肘部屈曲位。当患者的肘关节由环转的低位上升时，医者顺势向上施一短促的爆发力（图3-3-1）。

注意事项：①患者肘关节做环转运动时，其幅度应由小到大。②牵臂时应根据患者的病情、体质状况来确定牵引力的大小。③肩部上牵时，应先使患者的肩部放松，以免造成肩部的医源性损伤。④也可不做肩部的环转运动，而是令患者放松上举肩部数次，在患者不注意的情况下骤然顺势上牵。⑤本法适用于肩关节轻度功能障碍者、肱二头肌长头腱滑脱者、肩关节炎患者的后期治疗及肩部软组织的扭拉伤。

2.肩下托牵环转法

患者坐位，患肢自然下垂。医者立于患侧，以前臂托住患肢腋窝部向上用力，另一手握其手腕部，将患肢向下牵引，两手一牵一托做一定幅度的环转运动或肩部的上下移动（图3-3-2）。

注意事项：①医者两手托牵时，力的方向不同，会直接影响治疗的效果。②医者在操作时，两手要协调一致，使臂成为一整体，腰部作为主要的发力点。

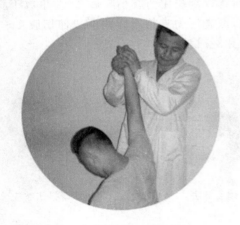

图 3-3-1　肩部环转上牵法

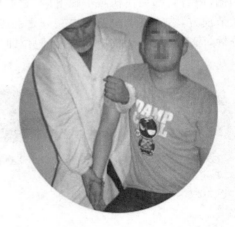

图 3-3-2　肩下托牵环转法

3.扛肩法

患者坐位或站位，医者立于患肢一侧，然后下蹲，将患者的上臂远端放于医者的一侧肩部；医者双手交叉扣住患者肩部，慢慢起立至肩部的最大外展幅度时，骤然施一短促的上抬力，以帮助患肩外展。本手法也可以借助于助手，让助手在健侧抱住患者胸背部，用一手屈曲的指间关节扣紧肩胛骨的外侧缘，固定肩胛骨，以防其代偿运动,然后医者再做扛肩法(图 3-3-3)。

注意事项:①医者在使用此法时,用力幅度要适宜,切勿超出正常的生理幅度。②医者在治疗严重的心血管病患者时,切勿用蛮力,以防不测。③对痛觉过敏且有严重内脏疾患者,慎用此法。

4.肩部卧势上举法

患者仰卧位,医者立于患肩侧,令患者做上举动作。医者握住患肢的肘关节并向床面方向缓缓用力下压,另一手在患者腋窝前壁、后壁及上臂肌肉紧张痉挛处用手法治疗;当患部肌肉痉挛解除后,医者一手仍下压患肢肘部,另一手压紧肩胛骨的外侧缘,两手协调,向床面方向施一短促的爆发力,以恢复上肢的上举功能(图 3-3-4)。

注意事项:①本手法在撕扯肩部粘连的软组织时,由于有床面作参照,医者在施力时不易超出肩部的运动幅度,因此比较安全。②肩部的撕扯类手法均适合于肩部软组织的粘连,不适用于肩部的压迫性痉挛。

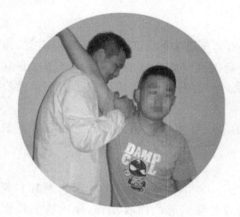

图 3-3-3　扛肩法

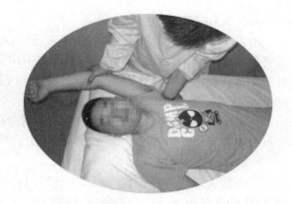

图 3-3-4　肩部卧势上举法

5.擒拿法

患者坐位,医者立于其患肩后侧,使患者做患肩的旋前、后伸、内收的复合运动及屈肘动作。医者一手握住其患肢腕部,使前臂紧贴肋部,沿脊柱慢慢上提,或将紧贴肋部的前臂及肘逐渐用力后伸并向上扳动,以改善患者肩部的后伸、旋前及内收功能(图 3-3-5)。

注意事项:①医者的另一手应按住患者的同侧肩臂部,固定身体,以防患者身体前倾。②患者哪个位置的功能受限,就强化此项功能,加大此方向的用力幅度。

6.肩部上举内收扳法

以左肩为患侧为例:患者坐位,屈肘,将患肢尽量上举于头后。医者站于患者后方,用右前臂部下压患肩,左手抵住患肢肘关节稍微向右用力,尽量将肩关节上举到最大限度后,两手协调用力,将患臂向耳屏方向推动(图 3-3-6)。

注意事项:①本手法比较适合肩部功能障碍且肘部上抬高度超过肩部的患者。②下压肩部的右前臂必须压实,使力集中于肩部粘连部位。

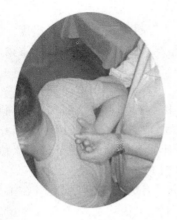

图 3-3-5　擒拿法

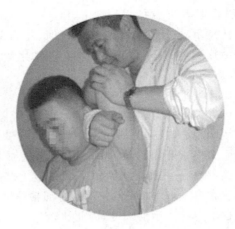

图 3-3-6　肩部上举内收扳法

7.抠拿上提肩胛法

患者坐于床边的方凳上,医者坐于床边,以左侧为患肩为例:医者左手扶其肩前部,向后稍微扳拉,使其肩胛骨下角打开;医者右手四指插入其肩胛胸壁的缝隙内,拇指捏拿其肩胛下角。医者右脚踏在方凳上,以右膝部向上顶自己的右手下部,协助右手上下运动肩胛骨(图 3-3-7)。

注意事项:①本手法比较适合于体质瘦弱的患者。②本手法适合胃下垂和肩胛下肌劳损的患者。

8.肩胛内收法

以左侧为患肩为例:患者坐位,于屈肘、肩内收位,以手触摸右侧肩部。医者站其右侧后方,右手从其肩上部经胸前托拉其肘尖部,使其做紧靠胸部的内收动作,至内收的最大幅度,施一短促的向内、向患者胸部方向的短促爆发力(图 3-3-8)。

注意事项:①本法适合于肩关节内收障碍者。②医者左手也可用四指指端扣拉肩胛骨外侧缘,以协助肩周炎的治疗。

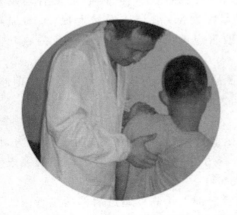

图 3-3-7　抠拿上提肩胛法

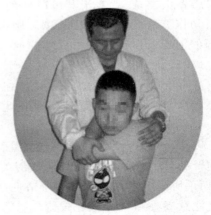

图 3-3-8　肩胛内收法

9.缠臂环转法

患者站立位,医者站其患侧,面向患者。患者伤肢外展,医者伸腕,用腕部搭住其前臂部,依靠医者的缠腕动作做大幅度的环转运动(图3-3-9)。

注意事项:①本法适于肩部活动稍微受限的患者。②医者依靠腕部缠绕患者臂部位置的不同,而使运动幅度及速度发生改变。

10.肩部牵抖法

患者坐位,医者站于患侧,一手握住其手指部,轻微牵拉患肢,令其手臂放松微屈,做上下方向的抖动。当感觉患者肩部最大程度的放松且肢体抖动的方向向下时,突然给予其向上向外的牵拉力,使患肩有个突然向外的加速度,以牵扯开粘连的肩部(图3-3-10)。

注意事项:①此手法比较适合肩部受限较轻且痉挛度较小的患者。②医者不要反关节抖动患者肘部。

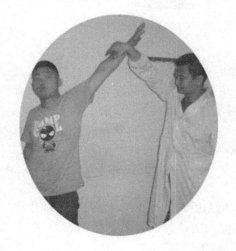
图3-3-9　缠臂环转法

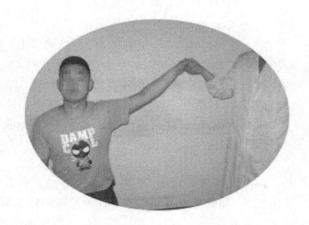
图3-3-10　肩部牵抖法

11.拔伸环转上牵法

以右侧为患肩为例:患者坐位,医者站其右侧后方,左手或前臂部按压其肩部,右手握住其伸直患臂的腕部或前臂部,一手下压,一手纵向向上牵引,并配合着肩部的环转运动(图3-3-11)。

注意事项:①患者要坐在矮凳上,便于医者两臂协调发力。②医者发力时要下肢半屈曲,腰部挺直,腹肌内收提气。

12.肩周摇抵法

以右侧为患肩为例:患者仰卧位,靠近右侧床边。医者站于其右侧,令患者肘关节屈曲,肩关节前屈90°。医者左手握住患者手部,右手用掌心部抵紧肘尖部,为了增加力度,可以用腹部协助抵压肘部的手掌。医者先小幅度摇动患者的肩关节,并在摇动的不同方位,特别是受限位,用力抵压屈曲的肘部,使肩周关节囊、韧带等软组织得以顶撑、牵拉(图3-3-12)。

注意事项:①医者可将膝关节屈曲抬起抵在床面上,身体前倾便于协助发力。②医者应控制好下压力的大小和方向,以免肩部脱位。

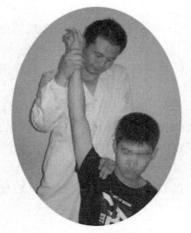

图 3-3-11　拔伸环转上牵法

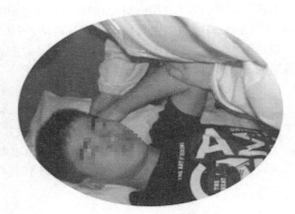

图 3-3-12　肩周摇抵法

13.坐位肩部后伸法

以左侧为患肩为例:患者坐位,左肘部屈曲,上臂后伸;医者站其左侧,右肘屈曲用肘窝部托住患者呈屈肘状态的左前臂,手搭扶其左上臂后部或左肩后部;医者左手搭在患者的左肩前,患者的左手搭在医者的左前臂部。医者两手协调,躯干发力,使患者的上臂继续向后扳拉,以使患者肩关节尽量后伸(图 3-3-13)。

注意事项:①医者向后扳拉患者肩关节时,应不断调整患者肩部收展的角度。②后伸时,患者腰部应始终挺直。

14.摇肩法

以右侧为患肩为例:患者坐位,医者站于右后侧,用左手扶持或抠拿患肩,右手握住患者前臂部,并令患者屈肘,使其肘部紧紧抵住医者屈曲的肘部。医者肩部运动发力,肘部保持屈曲状态不变,令患者肩部做最大幅度的环转运动(图 3-3-14)。

注意事项:①医者的左手要随时感知肩部各个姿势状态下软组织的变化。②环转肩部的同时,医者也可在不同体位下抵压肩部,以松解紧张的关节囊。

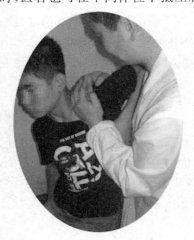

图 3-3-13　坐位肩部后伸法

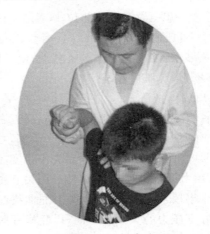

图 3-3-14　摇肩法

（二）肘部

1.肘部拔伸旋转法

患者仰卧，医者立于患侧，一手握拿抵压上臂下部分于床面上，另一手握拿患者腕部。在拔伸状态下，旋转患者前臂，幅度及力度应由小到大（图3-4-15）。

注意事项：①患者的手臂应外展，使手腕和前臂下部伸出床外。②医者也可请助手配合固定患者上臂，医者双手操作时应与患者的主动屈伸活动协调配合。

2.肘部屈伸法

患者坐位或仰卧位，医者站于一侧，一手掌心托提住肘部尺骨鹰嘴，另一手握住腕部上方，两手协调做肘部的屈伸动作以改善肘部的屈伸功能障碍（图3-3-16）。

注意事项：医者可在患者肘部屈伸状态下，采用对抗屈伸法来增强肘部的功能。

3.对抗旋转屈拉法

患者坐位，医者站于一侧，一手掌心正对尺骨鹰嘴握拿肘部，另一手握住患者前臂远端或腕部，然后令患者做肘部的对抗旋转（可分别进行内、外旋转）并屈伸。医、患双方协调用力，幅度及力度应由小及大（图3-3-17）。

注意事项：①医者握拿患者前臂与腕部的功能是不同的，所以效果也是不一样的。为了增强疗效，甚至可勾拉患者指间关节做对抗。②做旋转对抗屈伸运动时，医者可在各运动幅度下做适当的退让，让患者的力度占上风，以增大其运动的幅度。

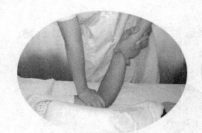 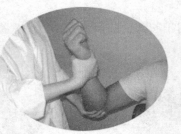 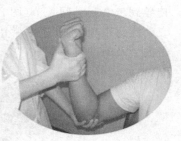

图3-3-15　肘部拔伸旋转法　　　　图3-3-16　肘部屈伸法　　　　图3-3-17　对抗旋转屈拉法

（三）腕部

1.挤压错动法

患者坐位或立位，医者位于患侧，用双手掌根用力挤压患腕，然后做皮下的搓动动作，以带动腕部快速地屈伸（图3-3-18）。

注意事项：①医患者手指方向相反。②避免搓破患者腕部皮肤。

2.挤压拔伸环转法

患者坐位或卧位，医者双手拇指、食指分别从腕部尺侧、桡侧相对紧捏患者腕部错动的腕骨，余指及大鱼际握住患掌的尺侧、桡侧，在拔伸状态下进行幅度由小到大的环转运动。运动时，医者应随着环转幅度的增大而逐渐增大拔伸和挤压的力量（图3-3-19）。

注意事项：①医者在挤压拔伸时，也可配合腕部的抖拉。②医者在拇指、食指的挤压力量不足时，可使中指、食指相叠协助用力。

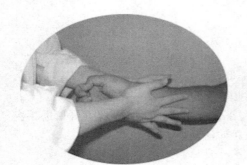

图 3-3-18　挤压错动法

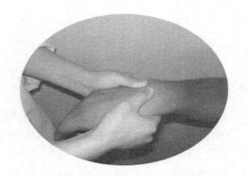

图 3-3-19　挤压拔伸环转法

3.腕部拔伸环转法

患者坐位或卧位,医者一手握住患者的手腕上部,另一手与患者的掌心相对,紧握其掌部,两手协调,在拔伸的状态下进行环转运动(图 3-3-20)。

注意事项:①环转时,若在一定位置出现运动障碍,医者可在此位置下进行过度屈伸或在此状态下行小幅度、大力度的旋转运动。②患者手腕要尽量放松。

4.腕部撞击法

患者坐位,屈肘仰掌,将肘部放于推拿床上或桌子上。医者一手握其前臂部,另一手的手指和患者手指交叉紧扣,在腕部不同的屈伸幅度下,用掌根部撞击患者掌根部,使力传导到患者腕骨间关节(图 3-3-21)。

注意事项:①此手法常用于腕部的陈旧性损伤。②根据患者腕部损伤时期的长短,撞击的力及时间可不同。

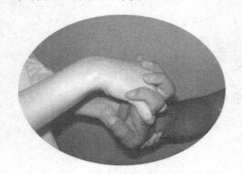

图 3-3-20　腕部拔伸环转法

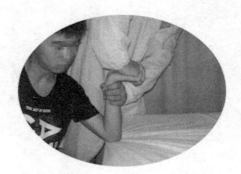

图 3-3-21　腕部撞击法

(四)指部

1.掌指部拔伸环转法

患者坐位或卧位,医者一手揑拿住其掌部,另一手拇指、食指或食指、中指屈曲钳住远节指骨向外拔伸,在拔伸的状态下环转指部(图 3-3-22)。

2.指间关节屈拉法

医者拇指、食指相对捏住患者远节指骨,患者指部放松。医者先轻轻屈顶指间关节,然后顺势向外牵拉指部数次（图 3-3-23）。

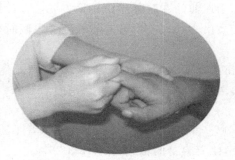
图 3-3-22　掌指部拔伸环转法

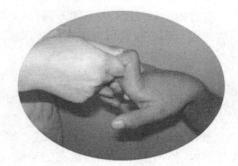
图 3-3-23　指间关节屈拉法

二、下肢的运动关节类手法

（一）骶髂部（本部分内容见本章第二节中"骶髂部的运动关节类手法"）

1.分膝法（同前，略）

2.按髂握踝推拉法（同前，略）

3.按髂托股后伸法（同前，略）

4.过屈膝髋关节法（同前，略）

5.拔伸牵抖伤肢法（同前，略）

（二）髋部

1.环转屈压拔伸法

患者仰卧，屈髋屈膝。医者一手握住其足踝部，另一手扶其膝部，分别做髋部顺时针和逆时针方向的环转运动。为了加强环转的效果，患者臀部切勿离开床面，然后在各个方位，特别是功能障碍位进行屈压，然后在其纵轴上施斜向上方的快速拔伸法（图 3-3-24）。

注意事项：①环转时要使髋膝部始终处于屈曲状态。②手臂应缠压住小腿前部，在各个方向稳力屈压。③另外，在拔伸时，可先让患者主动伸展下肢，医者协调配合，在患者放松且于欲发力伸髋伸膝的一瞬间，协助施一短促的外力。

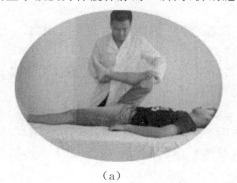
（a）

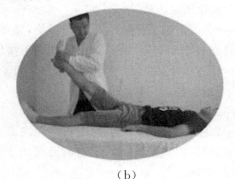
（b）

图 3-3-24　环转屈压拔伸法

2.髋部环转后伸扳法

患者俯卧,以左侧为患侧为例:医者立于左侧,用屈曲的右肘弯部托其膝关节上方,用左掌部或肘部按压其臀部于床面做环转运动,幅度应由小到大。当患者环转到受限侧时,医者用力向后扳拉(图3-3-25)。

注意事项:①医者一定要将患者的臀部抵紧在床面上,使用此手法时勿让其离开床面。②为了增大患者的运动幅度和便于医者发力,医者可将右侧膝部抵在床面上。

3.卧位髋部旋转法

患者俯卧,患膝屈曲呈90°。医者站于患膝同侧,一手扶压臀部,另一手握住患者小腿踝部向内、外推按保持屈曲状态的小腿,以使髋关节绕着自身的轴旋转(图3-3-26)。

注意事项:①压在臀部的手要仔细感知髋部软组织的变化。②配合患者的拮抗性运动,医者更易发现臀部深层组织的病变。

4.按压展旋髋部法

患者仰卧位屈髋、屈膝,两足掌相贴并拢。医者坐其一侧,左右手分别按压其两膝部使其髋部外展(图3-3-27)。

注意事项:①为了增强效果,可使患者并拢的双足不断向上移动,以增强其外展的幅度。②本法适用于内收肌群痉挛所致的髋关节活动障碍以及骶髂关节半脱位病变。③为了防止外展时引起两足向下移动,医者可用臀部固定患者双足。

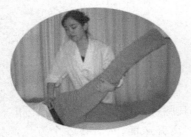 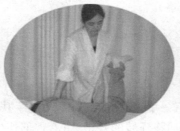 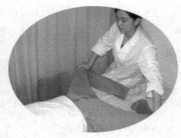

图 3-3-25　髋部环转后伸扳法　　　图 3-3-26　卧位髋部旋转法　　　图 3-3-27　按压展旋髋部法

(三)膝部

1.膝部屈压法

以左侧为患膝为例:患者俯卧位,膝部屈曲。医者站其左侧,右手握住患肢踝部,左手前臂部放于手踝握固部,两手协调向下按压(图3-3-28)。

注意事项:①医者弓步站立,身体重心前移,协助用力。②医者右手若握住患者足背部,可起到屈膝伸踝作用。

2.夹持屈压膝部法

以左侧为患膝为例:患者俯卧屈左膝,医者站其左侧,面部朝向患者足部方向站立,用左腋胁部夹持患者小腿,屈肘前臂平放于腘窝部,身体后仰,利于身体的重力下压小腿部或踝部(图3-3-30)。

注意事项:①患者仰卧或俯卧,医者一手前臂夹在患者腘窝部,另一手握住踝部稳力下压也可,但效果不如本手法。②根据患者膝部屈曲的幅度不同,可调整医者前臂的位置。

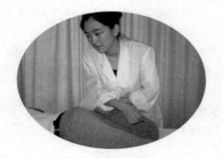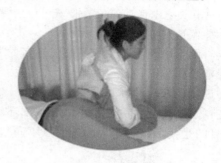

图 3-3-28　膝部屈压法　　　　　　　　　图 3-3-29　夹持屈压膝部法

3.膝部旋转法

以左侧为患膝为例:患者俯卧屈膝 90°,医者站其左侧,用左下肢膝部下压固定患者大腿后面,两手握持患足跟部和足背部;两手协调分别推扳使其扭动,以带动膝部,使膝部有一定程度的旋转力或两手在垂直向上拔伸的同时再进行旋转运动(图 3-3-30)。

注意事项:①两种膝部旋转法的参与部位不同。②膝部严重外伤者须谨慎用之。

4.膝部收展法

患者仰卧,屈髋屈膝。医者一手握持患肢踝部,另一手扶持膝部,在膝关节的内收或外展位,分别施加压力,以使膝内、外侧副韧带有较高的紧张力(图 3-3-31)。

注意事项:①膝部不能做收展运动时,本手法主要用于检查以及刺激膝关节内、外侧副韧带。②医者拇指和其余四指可分别握持按压膝部外、内侧副韧带。

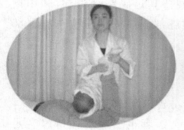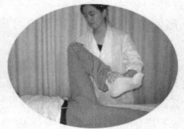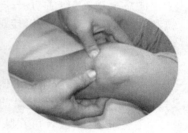

图 3-3-30　膝部旋转法　　　　图 3-3-31　膝部收展法　　　　图 3-3-32　按压膝眼屈伸法

5.按压膝眼屈伸法

患者仰卧,医者站或坐其患侧床边。医者两手拇指顶压患者两膝眼,其余四指扶其膝两侧,令患者足部紧贴床面,主动做膝部的屈伸运动(图 3-3-32)。

注意事项:①此手法可治疗半月板的前移及交锁。②若患者俯卧位,医者按压其腘横纹两端,膝关节后缝处,令患者主动屈伸膝部,可治疗半月板的后移及交锁。

(四)踝部

1.踝部拔伸环转法

患者仰卧。医者一手托住足跟部,另一手握拿足背部,在拔伸的状态下进行环转运动

（图 3-3-34）。

注意事项：①患者应避免紧张，充分放松踝关节。②拔伸时也可配合踝部的其他运动形式。

2.踝部下压环转法

以右侧为患侧为例：患者仰卧，医者站其脚侧的床尾部，患者足跟部垫一软枕。医者左手握拿小腿前面，右手握拿足背部，用力下压；在下压的同时以足跟与软垫的接触部位为轴心进行环转运动（图 3-3-34）。

注意事项：①医者下压力越大，踝部环转的幅度越小。②医者可在踝部屈曲的不同状态下（目的是使足跟与床面的接触点不同），进行下压环转。

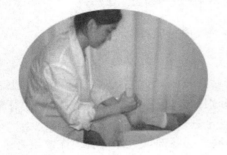

图 3-3-33　踝部拔伸环转法

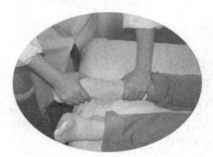

图 3-3-34　踝部下压环转法

3.踝部屈伸法

患者俯卧屈膝约 90°。医者一手握持足踝部，另一手握拿足底跖骨头部，先做几次小幅度的踝部屈伸运动；当患者放松时，骤然施一短促的下压力以使患踝过伸（图 3-3-35）。

注意事项：①医者可一手握持患者小腿近踝部，另一手握持其足底跖骨头部，利用指拉和掌根推，协调用力，以使踝部做屈伸运动。②医者也可在膝部屈曲的卡压位再施踝部的过屈下压力。

4.膝踝同步屈压法

以左踝为患侧为例：患者俯卧，医者站其左侧，令患者屈膝。医者右手握住患肢踝前稍上方，然后用左肘部下压其足掌前部，手肘协调用力下压，并持续 2 分钟以上（图 3-3-36）。

注意事项：①医者可在膝部不同的屈曲状态下下压用力。医者也可右手握持患者足背面，令其屈膝屈踝，用右肘部下压手踝握持部。

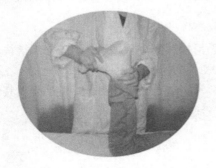

图 3-3-35　踝部屈伸法

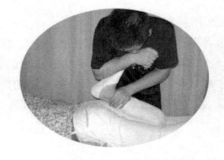

图 3-3-36　膝踝同步屈压法

5.脚踝部撞击法

患者屈膝90°俯卧,医者站其患肢同侧,一手握持患者脚背,在跖屈和背屈的不同状态下,用拳敲击其足跟部,将力传导至跗骨间关节以及踝部周围的软组织(图3-3-37)。

注意事项:①此手法常用于踝部的陈旧性损伤。②根据踝部损伤时期的长短,撞击的力及时间可不同。

6.俯卧屈膝压踝环转法

患者俯卧位,膝部屈曲,尽量使脚跟部靠拢臀部。医者站其一侧,一手下压患者脚踝前面,另一手握拿其足背部用力下压,并以脚跟部为支点进行环转运动(图3-3-38)。

运动关节类手法是使关节产生被动运动的一类手法。临床应用时,医者可根据不同关节、不同病情及功能障碍程度,选用适当运动幅度的手法。运动关节类手法能解痉矫形、松解肌粘连、整复相邻关节错位或滑膜嵌顿,改善血运,增强肌力等。

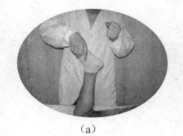
（a）

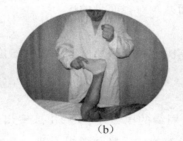
（b）

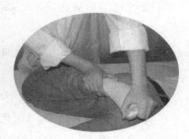

图 3-2-37　脚踝部撞击法　　　　　　　　　　　图 3-3-38　仰卧屈膝压踝环转法

第四节　牵引法

中医俗称的"牵引法"就是拔伸类手法。牵引法是中医治疗脊柱及其他关节病变的重要方法和手段。当然,任何一种疗法均有一定的适应证,也都有治疗的最佳时期。如果牵引的时机和适应证没有把握好,则会导致很多疾病经牵引治疗后效果不理想,甚至加重症状。当然,也有很多患者经牵引治疗后症状消失,身体得到康复。由于经牵引后患者疗效好坏不一,也就出现了两大对立面:牵引好和牵引不好。

任何事物都应一分为二来考虑,且都应有利弊之分。要想使牵引这种疗法服务于大众,就应该科学认识牵引在治疗疾病中的作用。只有在科学理论的指导下进行牵引,才能扬其长避其短,使其医疗作用彰显出来,服务于广大患者。

现在的一些正规医院,有着专业、高端的牵引设备,但却鲜有与之匹配的拥有精湛业务、善于钻研的专业操作人士。他们把具有科学性的牵引看作了流水线样的工作或完全依赖于电脑程序,没有把握疾病的个体差异性,所以就不会有好的医疗效果,这也导致了老百姓对牵引产生了错误的认识。设备是死的,人是活的,设备是人

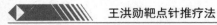

操作的,操作者才是疗效的直接影响者。所以,不要有牵引好不好的疑问,而应该重视操作牵引设备者水平的高与低。

一、牵引概述

(一)牵引的作用

牵引疗法对颈肩腰腿痛疾病是较为有效且应用广泛的一种治疗方法。对其作用的机制可能有如下几方面的认识:

1.消肿散瘀

牵引可限制椎体的活动,有利于组织的水肿及瘀血的消退。

2.解痉

牵引可解除肌肉痉挛,从而减少对椎间盘的压力。

3.松解粘连

牵引可增大椎间隙和椎间孔,使神经根所受的刺激和压迫得以缓和,神经根和周围组织的粘连也可能得以松解。

4.减轻压迫

牵引可缓冲椎间盘组织向周缘的压力,减少膨出或突出的椎间盘组织对神经根或脊髓的压迫程度,有利于已经向外突出的纤维环组织消肿。

5.伸张血管

颈椎的牵引,可以使扭曲于横突孔间的椎动脉得以伸张。

(二)牵引的禁忌

牵引疗法是临床治疗伤科疾病的一种安全而极少出现严重并发症的方法,临床上许多脊柱病变(如腰椎间盘突出症、急慢性腰痛、腰椎小关节紊乱等)都可采用牵引疗法进行治疗。但牵引也不是一种万能的治疗方法,它也有一些临床禁忌证:

1.不明原因的脊柱病变

对于诊断不明确,怀疑有腰椎破坏的疾病,如肿瘤、结核或化脓性疾病的患者,不宜采用牵引治疗。

2.严重内科疾病

全身状况较差,患严重呼吸、循环系统疾病或经医生认定不适宜牵引治疗的患者。

3.骨质疏松者

有明显骨质疏松的患者,不适宜进行牵引治疗。

4.牵引症状加重者

经确诊后可以进行牵引治疗,但牵引后即感症状加重、疼痛剧烈,即使经一段时间的休息调整后也不见减轻的患者。

(三)牵引须知

1.科学牵引

腰椎牵引时,由于受牵引设备功能的限制,很多医者只注意到纵向牵引,未注意脊柱侧弯与骨盆的联动效应,因而在调整脊柱-骨盆平衡方面有所欠缺。医者应根据人体脊柱生理曲度和骨盆内在联系及其变化后与颈、肩、腰腿痛的关系,来拟订牵引的方案。观察损伤性腰腿痛常有腰椎曲度的变化与骨盆左右倾斜的特点,拟订"顺生理、反病理、调衡、减压"的原则,设计能调节脊柱曲度、骨盆异常、多方面力不平衡的治疗方案。

2.设计不同牵引力

注重骨盆-脊柱的相关性,采用两下肢不同分力,比一般两下肢同为一个合力更符合对其病理变化的调整。因此,牵引时下肢的固定问题、牵引设备的选用问题,医者都应事先考虑好。

3.牵引的体位

牵引设备是平面牵引时,若采用俯卧位弧形牵引,会比一般仰卧位水平牵引更符合脊柱生理性。因此,若医者采用仰卧位,就需调整腰部的曲度,可在腰部垫一个适宜高度的软枕。

4.牵引的力量

牵引力为中量、轻量,比一般过重量牵引,患者更乐于接受,更安全,不良反应少。一般来讲,牵引时,应由轻到重。用较轻的重量进行一定时间的牵引后,医者视患者的症状辨证加减,若症状没有明显改变,可逐渐增加牵引的重量。通常情况下,牵引需要持续一段时间才能有疗效。

5.牵引的时间

牵引的时间应根据牵引的重量、患者的年龄、软组织的状况、牵引的目的性而有所不同。一般来讲,牵引的重量大,牵引的时间就会短些;软组织的急性改变若单以复位为目的,医者力量可以大些,时间可以短些;若以消炎止痛、缓解痉挛为主,医者力量可小些,时间可以稍长;软组织状况较好,医者力量可以大些,时间短些;软组织状况较差,医者力量可以小些,时间长些。总之来讲,很难量化,这就需要按摩师根据具体情况和自己设备的性能具体对待。

6.牵引带的选择

牵引所用的牵引带必须合身。牵引时牵引带不能有异常刺激及其他不适感,并需保护骨突部,以防损伤。另外,牵引带的固定以及松紧度,对牵拉力的大小和牵引的幅度都有很大的影响。

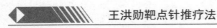

7.把握牵引的时机

牵引一段时间后,症状可能有所缓解,此时不应过早中止牵引治疗,而应继续牵引治疗,以减少复发的可能。牵引一段时间后症状无明显改善者,应及时请医生帮助查明原因,采取相应的措施。腰部牵引治疗结束后,患者仍需按原体位平躺在牵引床上休息2~3小时,连续牵引2~3周。

8.科学辨证

许多推拿文献对牵引的时间、重量及次数都有一些比较具体的数值研究,但由于各牵引器械不同,其研究结果也不尽相同。另外,疾病的缓急、患者的体质状况等也不尽相同,具体临床时应科学辨证。

9.合理处理牵引不适症

牵引后,许多患者有患部不吃力的现象,因此一定要保持原位,休息一会,休息时可以在床上做一些幅度由小到大的主动活动。若患者急需牵引后马上离开,而患部又不吃力,不敢运动或运动幅度减小,医者应给患者做患部障碍位的抗阻活动,增加患关节周围肌组织的肌力,以起到加固患关节稳定的作用。另外,对牵引后常见的一些正常反应,应事先告知患者,以免引起患者紧张、恐慌以及不必要的医疗纠纷。

牵引的作用效果虽好,但要在专家的指导下牵引才行。许多患者根本不适宜进行牵引治疗,因此切不可在家中盲目自行牵引。

二、常用的牵引手法

临床上,医者常常将牵引手法与其他运动类手法组合运用。因此,掌握了这条原则,医者就可以在实战中演化,组合出更多疗效更佳的手法。

(一)颈部

1.颈部拔伸法

患者坐位,医者肘部屈曲至90°~120°的角度,用肘窝处托住患者的下颌下部,另一手托住后头部,徐缓向上用力,至一定幅度后,保持牵引力不变,持续一定时间后徐徐放松(图3-4-1)。

注意事项:①医生根据治疗需要可改变牵引的方向。②肘部在牵引时,切忌臂部挤压其下颌及面颊部,引起患者紧张,不利于颈部的放松。

2.旋转颈部拔伸法

患者坐位,医者用肘部托住患者下颌部,另一手托住后头部徐缓向上用力,用力过程中,逐渐旋转颈部,使颈部最终以旋转侧屈位得以拔伸;后再徐徐放松牵拉力,放松过程中逐渐使头部恢复到原位(图3-4-2)。

注意事项:①医者肘部和头部的固定要舒适,以免患者颈部紧张。②在牵拉时,医者还可以改变颈椎的左、右及前、后屈曲度。

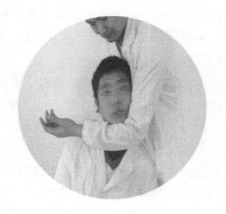

图 3-4-1 颈部拔伸法

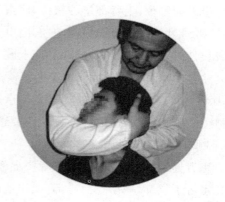

图 3-4-2 旋转颈部拔伸法

3.颈椎掌托拔伸法

患者坐位,医者站在其身后,用双手拇指顶按枕骨下方项肌隆起两侧凹陷处(相当于风池穴处),双手掌根合力夹住下颌部两侧以协助用力,然后两手同时用力向上拔伸(图 3-4-3)。

注意事项:①拔伸时,医者双手掌不能夹按两侧颈部,以免压迫颈动脉窦,引起患者头晕等不良反应。②拔伸时,医者还可以配合颈部缓慢的摇法等。

4.自我肩颈拔伸法

患者坐位,医者站在患者后方,两前臂搭其肩上,两手掌重叠,用掌心托住患者的下颌部,手腕固定用力,使前臂与腕掌部保持一体;以前臂与肩的接触点作为支点,医者用力来保证这个杠杆的稳固性,然后让患者自己耸肩,利用患者耸肩的力量使患者颈部得以拔伸(图 3-4-4)。

注意事项:①医者的手腕以及固定弯曲的肘部应始终保证为一个整体,特别是在患者耸肩的时候。②医者要保证患者的肩部与医者的前臂部接触部位柔和稳定,无异样刺激。

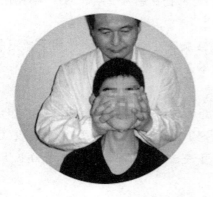

图 3-4-3 颈椎掌托拔伸法

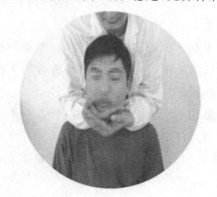

图 3-4-4 自我肩颈拔伸法

5.颈臂牵拉拔伸法

患者仰卧位,上背部垫一软枕,使头部呈后仰位。医者用叠好的长毛巾从患者的枕外隆凸、颞骨乳突下绕至面颊部,左右毛巾交叉握牢后拔伸;两助手分别固定其双上肢,并在医者拔伸时,不断内旋、外展并后伸上肢(图3-4-5)。

注意事项:①本法适用于神经根型颈椎病及椎间孔狭窄的患者。②另外,针对于患侧上肢,医者也可以改变牵引的方向,以起到牵拉神经根或扩大椎间孔的作用。③患者可能有牵引后神经根刺激症状加重的情况,医患不要恐惧,继续推拿治疗后,患者症状会很快缓解。

6.脚踏双肩拔伸法

患者仰卧,医者坐高凳于患者头上部的床头端,屈髋屈膝,双脚踏在患者肩部两侧,一手托患者下颌部,一手托后头部(或用毛巾牵引代替双手进行拔伸),手脚协同用力向上拔伸(图3-4-6)。

注意事项:①医者手在向上牵引时容易滑脱。②医者手脚用力不协调时,拔伸力不易控制。

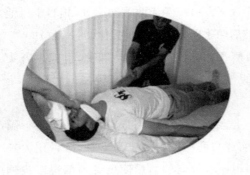

图3-4-5　颈臂牵拉拔伸法

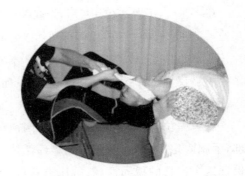

图3-4-6　脚踏双肩拔伸法

7.卧位手、肘颈部拔伸法

患者仰卧,一助手牵拉固定患者下肢。医者用肘部托住患者下颌部,另一手托住后头部向上牵引(图3-4-7)。

注意事项:①医者在拔伸时,可做颈部的环转或旋转运动。②医者改用手托下颌,可做颈部的旋转扳法。③托后头医者的手在拔伸时不要揪扯头发。

8.压肩法

患者坐位,医者立于患者背后,双手分别按于患者两肩上部;嘱患者做呼吸动作,吸气时患者两肩上耸,医者不用力,待患者呼气时做快速下压动作,反复数次;或患者吸气耸肩时,医者用力下压,与患者进行对抗运动,待患者呼气松肩时,医者仍持续用力下压肩部(图3-4-8)。

注意事项:①本手法适宜于斜方肌劳损、岔气、肋间神经痛及颈肩背僵硬等。②医者在做对抗压肩法时,压肩的力一定要均匀;患者呼气松肩时,压肩力也要慢慢均匀放松。

③对于年老或椎间盘病变的患者要慎重。

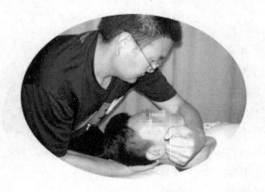

图 3-4-7 卧位手、肘颈部拔伸法

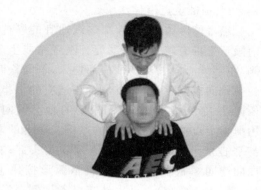

图 3-4-8 压肩法

9.坐位牵拉法

患者坐于床前的方凳上,两脚勾住凳腿。医者半坐于床头,双脚紧踏凳腿横梁,双膝屈曲抵住腰骶部。医者两手掌重叠托住患者下颌部,将患者的头部稳固在前胸部;医者上身固定为一整体,以臀部为支点,利用身体后仰的牵拉力,使颈部及胸腰部有较大的牵拉力(图 3-4-9)。

注意事项:①床与方凳的高矮应根据医者及患者的身高适当挑选。②护头和托下颌的手要牢固。③医者护头的手应紧抵其胸部,使患者的头与其上身成一体。

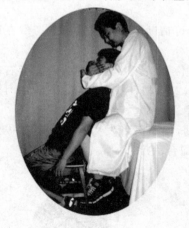

图 3-4-9 坐位牵拉法

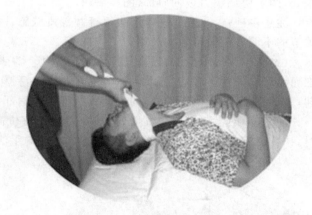

图 3-4-10 卧位拔伸颈部法

10.卧位拔伸颈部法

患者仰卧位,一助手固定下肢,上背部垫一软枕,使头部呈后仰位。医者用叠好的长按摩巾从患者的枕外隆凸、颞骨乳突下绕至面颊部,左右毛巾交叉相叠握紧拔伸(图3-4-10)。

注意事项:①此种拔伸法对颈椎及上位胸椎有较好的拔伸效果。②医者在拔伸时可进行不同方位的拔伸、小幅度的抖动。③毛巾的交叉部位应固定,医者的手握交叉部进行拔伸,以免挤压面部。

11.颈椎定点牵伸法

患者仰卧位,头颈项部垫入适宜的厚枕,使颈椎前倾至患椎有较大的活动度。医者站或坐于患者头侧,左手掌心向上从其颈项部伸入,若需松解的颈椎棘突偏向右侧,用中指或位置相适应的手指,定点按压此处,余四指辅助;若需松解的棘突偏向左侧,则用拇指定点按压病变棘突的左侧。医者的左手虎口与掌心呈半握拳状托住患者颈项及头部;右手腕部屈曲连同掌根及大小鱼际肌呈弧形按住患者下颌处,嘱其全身放松。助手站在患者足侧,双手紧握其左足踝上部,同医者做上下反向牵引,待医者指下感觉关节跳动或闻及弹响,手法即告成功(图3-4-11)。

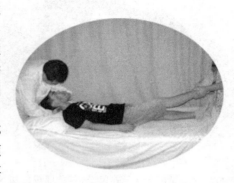

图 3-4-11　颈椎定点牵伸法

注意事项:①医者在拔伸前一定要调整好枕头的高度,使患椎处于最大活动状态。②医者与助手共同拔伸至一定状态后,助手恒定用力,固定下肢,由医者施最后的寸劲。

（二）上肢部

1.肩部

(1)仰卧位拔伸法:患者仰卧位,医者一手掌与患者互握,另一手握住患者前臂靠近手腕处,两手协调用力拔伸肩部(图3-4-12)。

注意事项:①不要让患者产生揪扯腕部皮肤感,医者可请助手协助固定患者。②在肩关节的不同方位做持久均匀用力的拔伸。

(2)坐位颈部牵肩法:以牵拉患者右肩为例。患者坐位,医者半蹲其右侧,令患者右肘部屈曲轻轻勾住医者的后颈部,医者右手握其右手腕部,左手按压其患肩部,下肢用力蹲起,腰部绷紧挺直,协调用力,向上持续拔伸患者肩部(图3-4-13)。

注意事项:①依据医患高度,调整好患者的座位高度,便于医者发力。②医者在拔伸时,扶其肩部的手可根据患者的病情,施以相关的手法,配合治疗。

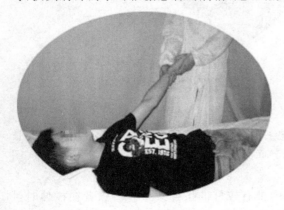

图 3-4-12　仰卧位拔伸法

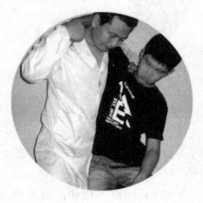

图 3-4-13　坐位颈部牵肩法

（3）坐位膝顶牵肩法：患者坐位，以左肩为患侧为例。医者站其左侧，右脚踏在患者所坐的方凳上，用膝及小腿上部抵压住患者的左腋窝及胁肋部，用左手从背后与患者的左手腕互握，右手用掌根或全掌抵紧患者的肩锁关节外侧。医者手拉膝顶并配合腰部的侧屈及旋转用力，将肩部拔伸（图3-4-14）。

注意事项：①医者的膝及小腿要抵紧患者的胁肋部，且接触面积相应大点，以免患者不适。②在使用此手法时，医者可配合提踵，使肩部有一向上的拔伸力。

2.肘部

（1）仰卧屈肘拔伸法：患者仰卧，以拔伸左肘为例。医者站其左侧，令其患肘屈曲，医者右手握拿抵压患者上臂部于床面上，左手与患者左手互握腕部，医者两手协调，施一均匀的反作用力，以拔伸肘部（图3-4-15）。

注意事项：①医者在拔伸时可配合适度的旋转运动。②身体强健的患者，为了使其肘部尽可能放松，医者不要与其互握腕部，只需医者用力便可。

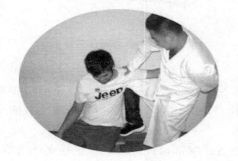

图3-4-14 坐位膝顶牵肩法

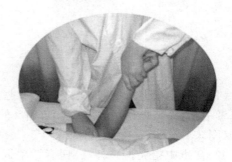

图3-4-15 仰卧屈肘拔伸法

（2）俯卧屈肘拔伸法：以右侧患肘为例。患者靠右侧床边俯卧，医者用屈曲的右肘部勾拉住患者的上臂下部靠肘窝处，左手握持患者的腕部或前臂部，两手协调施一反方向的作用力，拔伸患者肘部（图3-4-16）。

（3）肘部拔伸法：患者坐位或仰卧位，一助手固定患者上臂部。医者两手握持其前臂及手腕部，分别施一方向相反的纵向拔伸力（图3-4-17）。

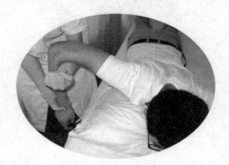

图3-4-16 俯卧屈肘拔伸法

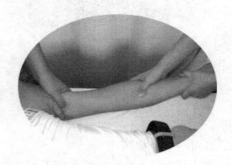

图3-4-17 肘部拔伸法

注意事项：①医者及助手的握持部位不能有扯皮感，以免患者紧张而不利于放松。

②配合着主被动旋转运动效果更佳。

3.腕部

（1）腕部拔伸法：医者一手握患者前臂远端近腕部，另一手握其四指，两手协调施一腕部相反的持续拔伸力（图3-4-18）。

（2）腕部挤压拔伸法：医者一手掌握持患者的手腕背侧，另一手握其四指，握持手腕的手要五指紧扣其腕部，形成一定的腕部挤压力，两手协调施一方向相反的持续拔伸力（图3-4-19）。

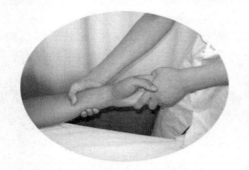 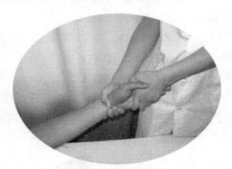

图3-4-18　腕部拔伸法　　　　　　　　图3-4-19　腕部挤压拔伸法

4.掌指部

（1）拇指食指夹持拔伸法：医者一手握住患者手腕部，另一手拇指与其余四指相对握持患者手指，夹持患指用力施一方向相反的牵拉力；牵拉时可配合掌指或指间关节的屈伸运动（图3-4-20）。

（2）食指中指夹持拔伸法：医者一手握住患者手腕部，另一手食指、中指夹持患指，拇指协助用力紧压食指近侧指间关节的桡侧，握拳用力，两手协调施一反方向的牵拉力（图3-4-21）。

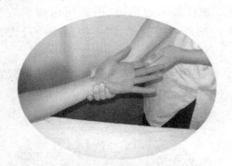 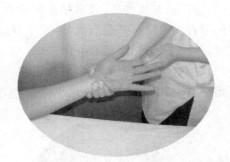

图3-4-20　拇指食指夹持拔伸法　　　　　图3-4-21　食指中指夹持拔伸法

（三）腰部

1.固定上身拔腰法

患者俯卧，两手臂自然下垂于床两侧，胸部垫一软枕。助手位于另一床头端，双手抓住患者腋下枕头的两下角用力向上，并靠两前臂向床面的下压力及向上的牵引力固定上身。医者双手握其双踝，缓缓用力向下拔伸（图3-4-22）。

注意事项：①医者在拔伸时，依患部位置的不同可改变力的方向。②医者在拔伸时，力的收发要和缓，切勿快速发力。

2.多人腰部顶牵法

一名助手屈髋屈膝，仰卧于推拿床上。患者立于该助手足侧床头的床面上，背朝助手，臀部倚靠其膝下部，坐稳后身体后仰，使该助手的膝部正对自己的患椎，两手十指交叉扣于颈部，仰躺在助手身上。助手双臂从其手臂与肩之间插入并环抱其上胸部以固定。医者两手分握其双踝，根据患者腰部疾病的状况，在不同的力度及方向下进行牵引（图3-4-23）。

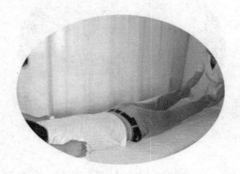
图 3-4-22　固定上身拔腰法

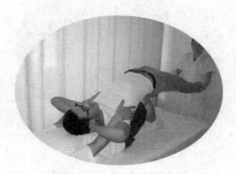
图 3-4-23　多人腰部顶牵法

注意事项：①患者躺卧时，根据受限的程度，需1～2名助手协助完成仰卧动作。②手法过程中，躺在床上的助手根据具体的情况，应适当屈髋屈膝，以调整膝对腰部的顶压力的方向和大小。③医者不要对年龄太大的患者使用此手法，可用夏氏腰椎定位牵引床牵引治疗。

3.俯卧托腹拔伸法

患者俯卧于床上，医者站立于推拿床上，用一长的推拿巾，从患者腹前穿过，兜起患者的腰部，用力向上拔伸（图3-4-24）。

注意事项：①本手法适合治疗腰椎向前滑脱的患者。②毛巾折叠的厚薄与宽度要以患者舒适为宜。③医者可以找助手协助固定患者的躯干及下肢。④医者在持续拔伸时，也可配合数次短促的爆发性的上提力。

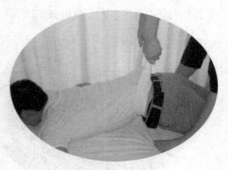
图 3-4-24　俯卧托腹拔伸法

（四）下肢部

1.髋部

（1）屈髋屈膝牵拉法：患者仰卧位，以拔伸左侧髋关节为例。医者站其左侧，左手掌托住患者足跟部，右手握拿足背部，令患者主动屈髋屈膝并做蹬腿动作，医者在其蹬腿的瞬间，协助施一短促的爆发性的牵拉力（图3-4-25）。

注意事项：①医者牵拉的方向朝向为其左前上方。②医者牵拉的方向应顺应患者蹬踏的轨迹。

（2）髋部拔伸法：患者仰卧位，两下肢自然伸直，可有一助手协助固定躯干或骨盆部，医者一手托住患肢的脚后跟，另一手拇指与其余四指相对握住其足背及脚底部，向下逐渐用力拔伸（图3-4-26）。

注意事项：①医者在拔伸时，可不断地调整拔伸的角度和方向，并配合下肢的旋转运动。②医者在拔伸至最大幅度后，再配合着患者的主动运动效果更佳。

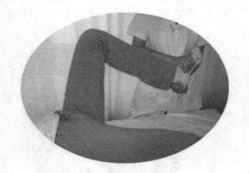 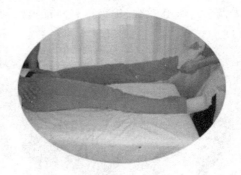

图3-4-25　屈髋屈膝牵拉法　　　　　　图3-4-26　髋部拔伸法

（3）俯卧位髋部拔伸法：以拔伸左侧患髋为例。患者俯卧位躺在左侧床边，将左侧下肢垂于左侧床下，以其左侧髂前上棘及腹股沟部位抵住床面，使患侧髋关节有较大的活动度。此姿态下，患者一般处于屈髋屈膝足背面着地状态。医者再调整患者左下肢，令其大腿呈垂直于地面的姿态，其他姿势不变，然后医者用右足踏在其小腿后面上部近腘窝处，左手扳拉其左侧髂前上棘部，手脚协调持续施一方向相反的牵拉力（图3-4-27）。

注意事项：①床面应硬度适中，以免对患者的髂前上棘及腹股沟部造成损伤。②医者手脚附着好后，利用屈曲的腰部的后伸给予其持续稳定的牵引力。

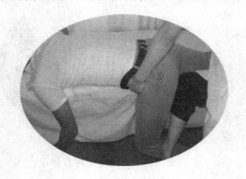 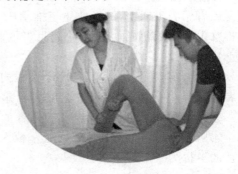

图3-4-27　俯卧位髋部拔伸法　　　　　图3-4-28　仰卧位托提髋关节拔伸法

（4）仰卧位托提髋关节拔伸法：以牵引右侧患髋为例。患者仰卧位，医者立于其右侧方，助手双手按于其两髂前上棘以固定。令其右侧下肢屈髋屈膝，医者左侧上肢屈肘以前臂部托住其腘窝部，右手握住其小腿。利用左前臂的上托力及右手臂向下的固定力，将其髋关节向上拔伸（图3-4-28）。

（5）仰卧位屈髋屈膝拔伸法I：以拔伸右侧患髋为例。患者仰卧位，助手双手按于其两髂前上棘以固定。医者坐于右侧床边,先使其右侧下肢稍微屈髋屈膝,后用臀部压住其右脚背以固定,医者十指交扣于腘窝后面,沿着患者大腿的纵轴方向向下持续拔伸(图3-4-29)。

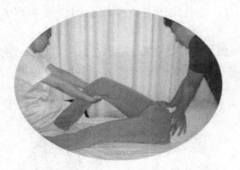 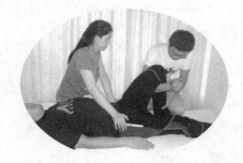

图3-4-29　仰卧位屈髋屈膝拔伸法Ⅰ　　　　图3-4-30　仰卧位屈髋屈膝拔伸法Ⅱ

(6)仰卧位屈髋屈膝拔伸法Ⅱ:以拔伸右侧患髋为例。患者仰卧位,医者立于其右侧方,助手双手按于其两髂前上棘以固定,使其右侧下肢屈髋屈膝。医者左腿立于右侧床边,右腿屈膝,用膝部紧压患者右脚背以固定,用屈曲的肘部勾住其腘窝后面,沿着患者大腿的纵轴方向向下持续拔伸(图3-4-30)。

(7)侧卧位髋部拔伸法:患者健侧卧位,健侧下肢屈髋屈膝,一名助手固定其上身。医者坐在其下肢床尾部的床面上,用双脚踏顶健侧小腿部上下部位,双手握其患肢踝部;手腕协调施一蹬拉的作用力和反作用力,使患髋关节受到很大的拔伸力(图3-4-31)。

注意事项:①医者要调整好脚踏患者小腿的位置,便于发力。②医者利用身体的适度后仰动作,来增大拉力。

2.膝部

(1)俯卧屈膝牵拉法:患者俯卧位,以左侧为患膝为例。医者站其患膝一侧,令其膝关节屈曲,医者抬左腿,用自己的膝部顶压住患者的大腿近腘窝部,医者右肘屈曲,用肘弯和手掌托住患者的脚背和足跟部,另一手扶其脚背的外侧面以固定;然后,上下肢协调施一相反方向的力,以拔伸膝关节(图3-4-32)。

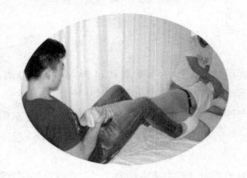 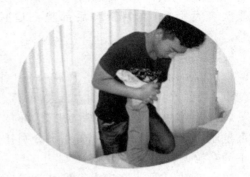

图3-4-31　侧卧位髋部拔伸法　　　　　　　图3-4-32　俯卧屈膝牵拉法

(2)侧卧屈膝拔伸法:患者左侧卧位,以右侧为患膝为例。医者坐其腹前床尾一侧,令其右侧髋、膝关节屈曲约90°,左腿伸直,医者用自己的左脚抵紧患者的大腿下段近腘窝部,医者两手固定患者脚踝部,调整好角度,身体后仰,上下肢协调施一方向相反的力,以拔伸膝关节(图3-5-33)。

注意事项:①医者的右脚最好踏地,便于发力。②利用医者大腿屈曲的程度来调节合适的牵拉力。

(3)仰卧屈膝牵拉法:患者仰卧,令其患侧髋膝屈曲,膝关节屈曲约90°。助手用前臂托抱住患者大腿下端,医者双手握住患肢踝关节上部,两人向相反方向用力拔伸膝关节(图3-4-34)。

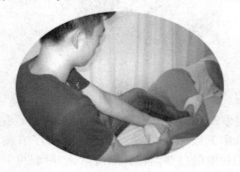

图 3-4-33　侧卧屈膝拔伸法

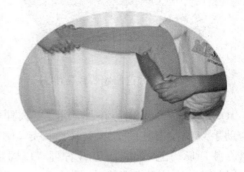

图 3-4-34　仰卧屈膝牵拉法

(4)膝顶腘窝拔伸法:患者仰卧,下肢伸出床外,以右侧为患膝为例。令其右侧屈髋屈膝,医者屈髋屈膝,脚踏在床面上,用自己屈曲的膝部顶住其腘窝部,两手握住其小腿部,利用膝顶及对小腿的牵拉形成一上一下的相反作用力,以持续牵拉膝关节(图3-4-35)。

注意事项:①医者可以让一名助手协助固定患者上身或骨盆部。②医者脚踏在床头上,身体后仰,全身协调用力拔伸。③若患者小腿较长的话,为了便于医者发力,可在其腘窝后部垫一适宜厚度的软垫。

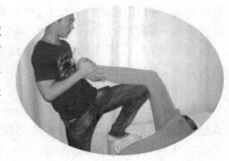

图 3-4-35　膝顶腘窝拔伸法

3.足踝部

(1)仰卧拔伸法:患者仰卧,医者一手托住患者的脚跟,另一手握拿其足背部,两手协调,均匀施一持续牵拉力。若牵引力较大,可有一助手协助固定其上身(图3-4-36)。

(2)俯卧位拔伸法:以左踝为患侧为例。患者俯卧位并屈左膝,医者站其左侧,用左侧膝部抵压住患者左侧腘窝上部,双手分别托住患者的脚跟及脚背,医者上下肢协调,施一上下的牵拉力(图3-4-37)。

注意事项:①医者在向上牵拉时,可配合踝关节的主被动屈伸活动。②医者在向上牵拉时,下肢与腰部要协调发力。

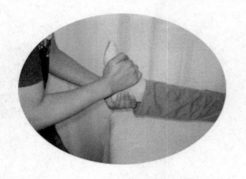

图 3-4-36 仰卧拔伸法

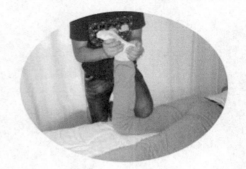

图 3-4-37 俯卧位拔伸法

三、拔伸类手法特点与要领

（一）手法特点

1.拔伸类手法的共同特点

拔伸类手法都是固定肢体或关节的近端,医者沿纵轴方向牵拉其远端,或在关节两端做方向相反的用力牵拉。

2.拔伸类手法的异同点

上述拔伸牵引法的机制也都是基于以上共同点,只不过是依据医者在拔伸时,附着部位、方法或姿势体位等的不同,而出现了各种不同的牵引手法。

（二）动作要领

1.动作要平稳着实、均匀、持久

医者在开始拔伸时,用力要由小到大且缓慢均匀加力至一定力度及幅度后,再持续均匀用力拔伸一段时间,然后再缓缓均匀泄力,使关节恢复至常态。除了特定手法外,一般不要用暴发性的发力。

2.拔伸的力量和方向

医者要根据不同的病情和部位,控制拔伸的力量和方向。否则,此手法运用不当不但会影响疗效,而且还可能造成严重的医疗事故。

3.多种运动形式相结合

运用拔伸手法时,医者可以配合着患者的主动运动、被动运动及关节其他形式的运动,以增强医疗的效果。

第二篇　与靶点针推疗法相关的检查与诊断

第四章　一般检查

　　检查与诊断是治疗的前提,只有正确地检查与诊断,才能在针刺治疗中做到有的放矢。只有明确了检查与诊断的具体内容,在诊断过程中才能做到全面、细致。

　　在收集临床资料时,首先是病史的收集,包含一般资料、主诉、现病史、过去史、家族史、个人史等方面,其次是详尽的体格检查,包含视触叩听等;再辅助以关于关节活动度、肢体长度、肢体,以及关节周径的测量及肌力、神经系统、周围血管的检查;最后,不能疏忽影像学检查。针刺医师临床上常用的简单检查方法主要是望诊、触诊、叩诊和听诊,这四诊是检体诊断的基础。另外,本书也在后续章节重点介绍机体各部位的特殊检查。

　　关于检查的注意事项,主要有以下几点:

一、全面系统地检查

　　在详细询问病史的基础上,医者应养成全面系统地检查患者的习惯。全身及骨科局部检查均应按次序一一检查,不可遗漏;必要时,应包括邻近上下关节。忽视了某些已有的关键材料,常常是造成错误诊断或医疗纠纷的原因。对急需处理的急症患者,若医生做按部就班的检查,反复对其进行搬动,不仅会增加患者的痛苦,而且会耽误抢救时机,应先做扼要的重点检查,以便及早治疗。对一些常规的患者,则应按实际需要进行检查,以免增加工作量。

二、仔细地对比

　　有比较才有鉴别。通过患侧与健侧的对比,辨明二者之间的区别,在针刺检查中显得尤为重要。若患者两侧均有问题,医者可选择相应的健康人进行比较。

三、反复检查

　　耐心细致的反复检查是正确诊断不可缺少的前提条件,也是医生辨证、认识疾病的重要手段。因为疾病都是不断发展变化的,各个时期有不同的特点,所以,一切疾病都需要做到反复检查,才能做出正确诊断。

四、材料要准确

　　材料要有科学性,测量准确、记录详细,不可粗略估计。医生使用的尺度要记录详细,避免出现单位的差异。科学的材料是对患者身体状况的真实记录,是医生拟订针刺处方

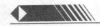

的科学依据。

五、养成先触诊检查再针刺的习惯

医者不要把初次的检查结果盲目地"终身化",而是应该在针刺治疗前,对所选取的每一个穴位不断地进行触诊检查,时时刻刻感知每个穴位在手法刺激下的不同感觉,并将这些信息加以整合,不断修正自己的诊断结果,为合理的施治提供最科学的依据。

总之,在诊断过程中,医者既要有整体观念,进行全面细致的体格检查,还要结合着针刺疗法的特点,进行局部的特定检查,并将检查结果进行综合分析,这才是正确诊断的基础。

第五章　运动功能检查

运动功能检查是进行针推治疗的前提,是医生实施治疗的主要依据之一。通过各部运动功能的检查,有助于医者及时而准确地发现靶点,针对靶点制订合理的治疗方案。那么,这部分知识能给靶点针推疗法带来哪些信息呢?

综合分析各部运动功能检查,本章简要概括一下其在相关疾病的检查运用中的基本步骤及注意事项。

一、检查的步骤

1.确定患部病变所在

对患部进行功能检查,若患部关节为复合关节,要鉴别出病变的主要单关节。

2.依各运动轴进行检查

依患部关节的各运动轴进行检查,并详细记录各个方位的运动幅度及疼痛的部位。

3.得出诊断结果

根据记录方位的运动异常情况,逐一检查该运动时所参与运动的肌肉。根据压痛点的部位,初步判断出发生障碍的肌肉、肌群或其他软组织。

4.治疗

依据患部软组织或关节的具体病变部位实施针推治疗。

二、检查须知

1.改变运动形式

运动功能检查时,一定要配合主动运动和被动运动两方面。确定疼痛的部位是主动痛还是被动痛,运动的部位(肌肉收缩的部位)与疼痛的部位是否一致。也就是说,确定疼痛的部位是在收缩区还是在舒张区。这是医者进行正确检查的关键。

2.改变力度和幅度

医者在检查时还应逐渐加大运动的幅度及力度,以检查患处较深的或病情较轻的病变。

当然,合理的诊断是建立在"望、闻、问、切"四诊合参基础上的。本疗法的临床诊断亦同,不过是以"问、望、闻、切"的顺序依次展开的。简单来说,就是先从"问诊"开始,医者根据患者主诉的症状,分析可能病变的椎体节段;通过"望诊"观察异常的椎体,进一步确定病变椎体的节段,并查明病变的性质:偏歪、内陷、后凸、侧凸;"闻诊"主要指听声音,一般是通过患者的主、被动运动,来查找运动关节及附近组织的异常声响,从而判断声响部位与患椎的病变关系,进一步验证前几步的诊断;"切诊"在此为触诊检查,目的是进一步确诊病变的部位,为最后的诊治提供依据。在以上四诊的基础上,再结合进行之后的特殊检查。

第六章　特殊检查

机体各部的特殊检查是针推临床常用的基本诊断方法和患者的基本姿态。这些特殊检查不同于现代医学的 X 线片、CT、核磁共振等先进检查方法那么准确或具有权威性。在临床的检查中，可作以参照或辅助检查。

临床上，很多治疗师会发现一些"莫名其妙"的现象：经医院 CT 诊断为腰椎间盘突出症（简称"腰突"）的患者，很多腰椎间盘的特殊检查却呈阴性；许多被医院 CT 诊断为"腰突"的患者却没有一点腰腿部不适等椎间盘症状；经椎间盘的特殊检查呈阳性的患者，CT 诊断却没有椎间盘的病变。

从上述几种"怪异现象"来看：医生不应完全相信单一的一种检查方法，当然也包括医院的 CT 诊断。因为很多腰部病变的患者往往是因为急性腰扭伤（病变较轻、病变不明显）而去医院就诊，结果被诊断为"腰突"（在此之前腰部没有一点症状）；还有一些患者是在常规检查时被查出"腰突"。"腰突"的发生要么是因为强大的外来暴力作用于椎间盘，要么就是因为慢性的、长期的积累性病变。医生结合患者的病史、症状等，难免会对医院 CT 的诊断结果产生疑虑——怎么以前腰部没有丝毫不适，经轻微扭伤或常规检查后就成为"腰突"了呢？"腰突"的诊出率近几十年来有升高的趋势，恐怕就是 CT 诊断尺度（人为因素）把握的问题。"腰突"，特别是退变引起的"腰突"，可能是一个较为普遍的退变现象，但大多数人没有症状。"无症"不算病，具体的一些观点在后文中有所论述。

CT 这种高、精、尖的设备的诊断结果还可能存在与实际病情不符的问题，更何况是本章所论述的特殊检查呢？所以，临床医生不应将这些特殊检查的结果作为"圣旨"一味服从，而应根据患者的 CT 诊断、病史、症状、体征、特殊检查等来综合分析，才可能给予明确的诊断。

所以，读者在学习这部分知识时，需把握好这些检查方法的尺度，合理地在临床上运用它们。

另外，大家需要注意的是，这些检查方法不仅可以用于疾病的辅助检查，还可以用于疾病的治疗，也就是说，这些检查方法同时又是治疗方法或疗效的检验方法。所以，读者更有必要学好这部分知识。

第一节　头颈部特殊检查

一、头部

头部外有颜面五官，内有颅脑，结构功能复杂而重要，主要以五官和脑神经检查为主。

十二对脑神经的分布绝大部分都与头面部有关。

（一）婴儿囟门

1.检查方法

双手手掌各放在婴儿左右颞部，拇指按压额部，用中指与食指检查囟门。

2.检查内容

（1）囟门是否已闭合：正常前囟门在出生后半年开始缩小，至 12～18 个月闭合；后囟出生时或闭或微开，最晚于 2～4 个月时闭合。前囟早闭，见于小颅畸形。前囟迟闭，见于脑积水、佝偻病、甲状腺功能低下症、脑膜炎等病。

（2）前囟大小：前囟未闭时，其大小是测量前囟斜位，即对边中点连线，正常不超过2.5～3 cm。前囟迟闭时，其往往过大。

（3）前囟隆起或凹陷：正常囟门可触及脉搏一样的搏动，囟门与颅骨平齐，稍有紧张感。前囟隆起，说明颅内压增高，见于颅内出血、脑膜炎、脑积水、破伤风或高热时。正常婴儿哭叫时，前囟也隆起和紧张。前囟凹陷见于脱水或失血、营养不良等。

（二）压眶试验

医者用拇指压迫眶上缘的中、内 1/3 交界处（眶上神经穿出处）。昏迷患者如有皱眉等疼痛的表示，说明昏迷不深；如患者毫无反应，说明深度昏迷。

此外，压眶检查法也可检查颅骨骨折：

医者用手指轻压两侧眼眶外缘，如昏迷患者有反抗式转动躲避的动作表现，说明该侧有颅骨骨折。

（三）佛斯特（Foster）征

医者用手指叩击近下颌关节处的面神经干，引起同侧面部全部表情肌闪电式的痉挛，即为阳性；如仅引起口鼻周围肌肉痉挛，应属可疑。此征阳性与手足搐搦症（又称"维生素D 缺乏性手足搐搦症"）相同，说明神经兴奋性增高，见于甲状旁腺功能低下症，妊娠时的血钙过低、幽门狭窄长期呕吐，以及过度换气时的碱中毒等。

（四）眼轮匝肌肌力试验

眼轮匝肌肌力试验，目的是检查被检者是否有面瘫及瘫痪的程度，并可判断是否昏迷。

1.清醒患者检查法

患者坐位，医者站在其身后；若患者仰卧位，医者立于其头顶侧。患者睁眼，医者以食指压住其眉毛处，两侧压处相同，用力相等。然后嘱患者紧闭双眼，医者双食指即可感到其闭眼的力量是否有差异，以及减弱的大致程度。

2.双眼闭合昏迷的患者

医者用手指掰开患者上眼睑，使眼睁开，然后突然放手，正常人的眼睑会立即闭合。如闭合缓慢或闭合不全，形成"兔眼"，说明该侧可能有面瘫（周围性面瘫）。倘若掰开眼睑时遇有阻力，或患者眼闭得更紧，可感到其眼球尚在转动，说明患者并非昏迷。

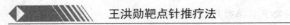

（五）角膜反射

医者将棉花捻成毛笔状，用其末端轻触被检查角膜表面，如立即引起患者双眼瞬目，说明角膜反射存在。角膜反射消失，见于三叉神经麻痹、青光眼、角膜炎症严重浸润、面神经麻痹、深度昏迷等。角膜反射为双侧性的，三叉神经麻痹或角膜严重浸润时，刺激患侧角膜，两眼皆无瞬目动作；触及健侧两眼皆有瞬目动作。患者面神经麻痹时，无论触及任何一侧角膜，患侧不能瞬目，健侧能瞬目。

（六）闭目难立征

患者站定，两足并拢，两手水平前伸，先睁眼，后闭眼，如摇摆不定或倾倒即为试验阳性，说明前庭系统失调。其倾倒方向是向病变较严重一侧。如以一足接在另一足跟之后站立，则反应更明显。深感觉障碍或前庭部位障碍者，睁眼时仅摇摆不稳，闭眼时才倾倒；小脑性共济失调者，睁眼时也会倾倒。

（七）指鼻试验

患者闭目，肩关节外展，手臂伸直，然后用手指指自己的鼻尖，反复数次。前庭功能失调时，往往上肢抖动或指不准而偏向患侧。

（八）下颌反射

患者口半张，不用力。检查者置拇指于患者下颌正中部，或用压舌板贴其下切牙上，用叩诊锤叩击此拇指背面或叩击压舌板。

正常成人不易出现反射动作，当反射亢进时，方见下颌上提，即闭口动作，此即为下颌反射阳性。这说明患者可能为延髓麻痹、肌萎缩性侧束硬化症、大脑性瘫痪、脑炎等。此反射传入、传出神经均为三叉神经，中枢在脑桥。

二、颈部

颈部的解剖特点相当复杂，相关的疾病也较多，是临床疾病的多发部位。所以，临床上的特殊检查与诊断也较多较复杂。

（一）颈椎病

1.臂丛神经牵拉试验

此试验的机制是使神经根受到牵拉，观察是否发生患侧上肢反射性窜痛。检查时，让患者颈部前屈，医者一手放于其头部病侧，另一手握住患肢腕部，呈反方向的牵拉，如感觉患肢有疼痛、麻木为阳性（图6-1-1）。若在牵拉的同时迫使患肢做内旋动作，称臂丛神经牵拉加强试验。此试验阳性多为神经根型颈椎病、颈椎间盘突出症。

注意事项：①医者的力度与幅度应逐渐增加。②有些患者在此试验后，会有神经根炎症刺激增大，症状加重的表现，只要继续针刺治疗，患者的症状会逐渐减轻直至痊愈，应引起医患双方的注意。

2.头部叩击试验(又称"铁砧试验")

患者端坐,颈胸腰椎挺直,牙齿紧咬,医者以一手平置于患者头部,掌心紧按其头顶(紧贴头皮),另一手握拳叩击放置于头顶部的手背。若患者感到颈部不适、疼痛向上肢一侧或两侧窜痛、酸麻,该试验为阳性,可能为颈椎骨病变、颈椎椎间关节病变、颈椎间盘病变。神经根型、混合型颈椎病此试验多为阳性;单纯的脊髓型、交感神经型、椎动脉型颈椎病多为阴性(图6-1-2)。

注意事项:①患者颈椎、胸椎、腰椎要挺直。②医者应嘱患者牙齿咬紧,检查时不要说话。

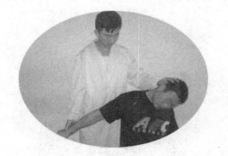

图6-1-1　臂丛神经牵拉试验

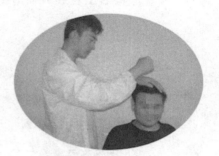

图6-1-2　头部叩击试验

3.椎间孔挤压试验

让患者取坐位,头部微向病侧侧弯,医者立于患者后方,用手按住患者顶部向下施加压力,如患肢发生放射性疼痛即为阳性(图6-1-3)。其原因在于侧弯使椎间孔变小,挤压头部使椎间孔更窄,椎间盘突出暂时加大,故神经根挤压症状更加明显。

4.杰克逊(Jackson)压头试验

当患者头部处于中立位并后伸位时,医者于头顶部依纵轴方向施加压力,若患肢出现放射性疼痛症状加重,称为Jackson压头试验阳性(图6-1-4)。在颈椎间盘突出症时反应明显,而在颈椎病时可以不明显。

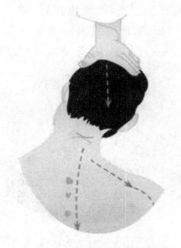

图6-1-3　椎间孔挤压试验

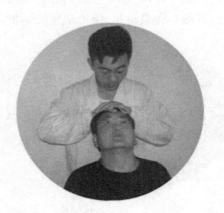

图6-1-4　Jackson压头试验

5.肩部下压试验

患者端坐,让其头部偏向健侧,当有神经根粘连时,为了减轻疼痛,患侧肩部会相应抬高。此时医者握住患肢腕部做纵轴牵引,若患肢有放射痛和麻木加重,称为肩部下压试验阳性(图6-1-5)。

6.直臂抬高试验

患者取坐位或站位,手臂伸直,检查者站在患者背后,一手扶其患侧肩部,另一手握住患肢腕部并向外后上方抬起,以使臂丛神经受到牵拉,若患肢出现放射性疼痛即为阳性(图6-1-6)。医者可根据出现放射痛时的抬高程度来判断颈神经根或臂丛神经受损的程度。

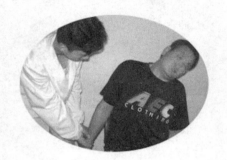 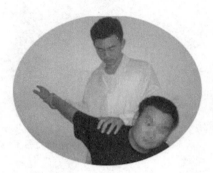

图6-1-5　肩部下压试验　　　　　　　　图6-1-6　直臂抬高试验

7.颈部拔伸试验

患者取坐位,医者站其后方,将双手拇指与其余四指分开分别置于患者左右耳部两侧并夹持头面部,轻轻向上提起,若患者感觉颈及上肢疼痛减轻,即为阳性(图6-1-7)。此试验可作为颈部牵引治疗的指征之一。

8.椎动脉试验

患者端坐,使之仰头(不小于40°,以冠状面为0°),然后让其稍快速转头至侧方(不小于70°,以矢状面为0°),再尽量使之低头并维持5秒钟,转头回正位,两侧相同(图6-1-8),以出现或加重眩晕、眼花、恶心、心慌者为阳性;或患者取坐位,医者双手固定患者头部,使其做快速仰头转颈动作,使椎动脉发生扭曲,出现头昏、头晕、视雾、闪光、恶心者为阳性。

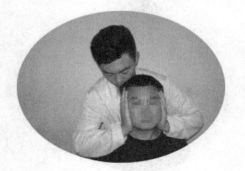 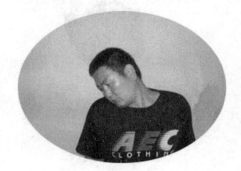

图6-1-7　颈部拔伸试验　　　　　　　　图6-1-8　椎动脉试验

9.转身看物试验

医者可让患者观看自己肩部或身旁某物,若患者不能或不敢贸然转头,或转动全身观看,说明颈椎或颈肌有疾患。

10.头前屈旋转试验

医者可先将患者头部前屈,继而向左右旋转,如颈椎出现疼痛即为阳性,多提示有颈椎骨关节病。

（二）拉斯特（Raster）征

患者常用手托着头固定保护,以免在行动中加剧颈椎病变部位疼痛。颈椎结核患者此征为阳性。

（三）吻膝试验

患者坐位,并屈髋屈膝,而后嘱其下颌部接触其膝部（图 6-1-9）。如有颈项强直,则不可能触及,即为阳性,患者可能有轻度脑膜刺激征。

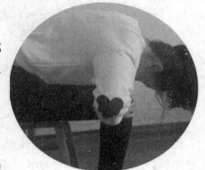

图 6-1-9　吻膝试验

（四）颈肋综合征、前斜角肌综合征

1.深呼吸试验

患者端坐凳上,两手置于膝部,医者先比较两侧桡动脉搏动力量,然后让患者尽量抬头做深吸气,并将头转向患侧;同时让助手下压患者肩部,再比较两侧脉搏或血压,若患侧桡动脉搏动减弱或血压降低,即为阳性。阳性说明锁骨下动脉受到挤压,同时往往疼痛加重。相反,抬高肩部,头面转向前方,则脉搏恢复,疼痛缓解。此试验主要用于检查患者有无颈肋综合征和前斜角肌综合征。

2.深呼吸试验

患者坐位,两手置膝上,吸气后闭气,头猛转向患侧,使锁骨下动脉受到上下的压力,倘若桡动脉搏动明显的减弱或消失即为阳性。患有颈椎病、颈肋综合征、前斜角肌综合征者此试验可为阳性。

（五）肋锁综合征

1.挺胸试验

患者立正站立,向前挺胸,沉肩,两臂伸直,此时若桡动脉脉搏减弱或消失,臂和手部有麻木或疼痛,即为阳性（图 6-1-10）。此试验用于检查有无肋锁综合征,即锁骨下动脉及臂丛神经在第一肋骨和锁骨间隙是否受压迫。

2.压肩试验

医者用手压迫患侧肩部,若引起或加剧该侧上肢的疼痛或麻木感,则表示臂丛神经受压（图 6-1-11）。此试

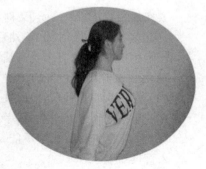

图 6-1-10　挺胸试验

验主要用于检查肋锁综合征。

(六)超外展试验

患者取站位或坐位,将患肢被动地从侧方外展高举过肩过头,若桡动脉脉搏减弱或消失,即为阳性(图6-1-12)。本试验用于检查锁骨下动脉是否被喙突及胸小肌压迫。

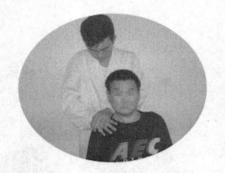
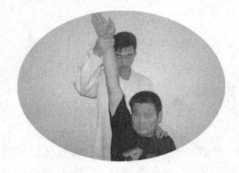

图 6-1-11　压肩试验　　　　　　　　　　　　图 6-1-12　超外展试验

(七)布朗-塞卡(Brown-Sequard)综合征

患者骨赘压迫一侧的神经根和脊髓一侧时,出现同侧的运动功能障碍,对侧的感觉功能障碍,称为 Brown-Sequard 综合征。

第二节　肩臂部特殊检查

一、肩部

肩部结构复杂,运动灵活,因上肢的重力作用及参与上肢的大部分活动,导致其在临床中的发病概率极高。

(一)肩关节脱位

1.杜加斯(DUGAS)征(又称"肩内收试验")

让患者屈曲患肢肘关节,然后用患肢的手去扪对侧肩部,若肘关节能贴近胸壁即为正常,否则为阳性,即说明患者有肩关节脱位或肩周炎(图6-2-1)。

肩内收试验阳性可能有三种情况:

(1)当手搭对侧肩部时,肘关节不能贴近胸壁。

(2)当肘关节靠近胸壁时,手不能搭在对侧肩部。

(3)手搭肩和肘靠胸均不能。

2.直尺试验

用一根直尺置于上臂外侧,先靠近肱骨外上髁部,后靠近上臂皮肤。若上端贴近大结节即为正常;若不能靠近大结节,反而靠近肩峰,即为阳性。本试验阳性说明肱骨头向前内脱位或肩胛骨颈部骨折,因为正常者肱骨大结节在肩峰与肱骨外上髁连线之外。

　　3.肩三角试验

　　正常情况下,肩峰、喙突、肱骨大结节三点组成三角形。脱位时,大结节位置变动,故所成三角与对侧不同。

　　4.耸肩试验

　　患者坐正,两臂自然下垂于身旁。医者站于患者背后,双手分别按于其双肩上,然后让患者耸肩,对比两侧耸肩的力量有无差别(图6-2-2)。耸肩无力者可见于锁骨骨折,肩锁关节脱位,以及副神经损伤引起的斜方肌麻痹。

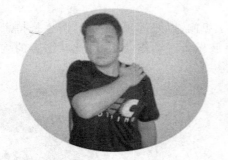　　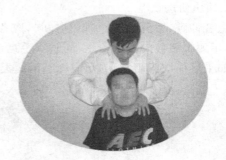

图6-2-1　杜加斯征　　　　　　　　　　图6-2-2　耸肩试验

（二）肩关节外展试验

1.方法

　　患者取站立位,医者站于后方,双手分别按在其双肩上,触诊肩胛骨的代偿活动。然后患者从中立位开始主动外展活动直至上举过头,并及时说明外展过程中肩痛何时开始,何时停止。医者注意其疼痛时的外展角度。阳性表示肩关节及其周围组织有病变,多见于肩关节脱位或骨折、肩关节炎、肩关节粘连、三角肌损伤或三角肌下滑囊炎、冈上肌损伤或冈上肌腱炎以及锁骨骨折。若本试验为阴性,则表示患者肩部痛系内脏疾病反射痛。

　　2.临床意义

　　(1)患者刚开始外展即有疼痛,可见于肱骨骨折、锁骨骨折、肩关节脱位、肩关节炎等。

　　(2)患者开始外展时不痛,但外展越接近90°位越痛,可能为肩关节粘连。

　　(3)患者外展过程中有疼痛,但到上举时,疼痛反而减轻或不痛,可能为三角肌下滑囊炎或肩峰下滑囊炎。

　　(4)患者能主动外展,但无力继续上举,可能为斜方肌瘫痪或上臂丛麻痹。

　　(5)患者从外展到上举的中间一段(60°~120°)出现疼痛,常称"痛弧",小于此角度或大于此范围反而不疼,可能为冈上肌劳损或炎症、肩峰下滑囊炎、肩袖破裂。若冈上肌完全断裂,主动外展的幅度小于40°,如医者扶其上臂,被动外展至40°以上,则患者又可自己继续完成主动外展动作。

　　(6)若被动外展运动超过90°时肩峰处有疼痛,可能有肩峰骨折。

（三）肩峰下滑囊炎

1.肩外展摆动试验

患者取坐位，患肩外展，患肢抬高至 90°位；医者扶持患肢做前后摆动，如有肩部疼痛则为阳性，提示有肩峰下滑囊炎（图 6-2-3）。

2.反弓抗阻试验

患者坐位，患肢上举过顶，同时医者以手拉住患手，嘱其用力，从后向前用力做投掷动作，如有疼痛则为阳性，提示有肩峰下滑囊炎（图 6-2-4）。

3.顶压研磨试验

患者仰卧，患肩外展 60°，屈肘 90°，医者站于患侧，以腹部顶住患肘，两手扶持患肢前臂部，用力将患肢向肩部顶压，同时双手运动患肢做研磨动作（肱骨在此状态下的旋转运动），如果疼痛则为阳性，提示肩峰下滑囊炎（图 6-2-5）。

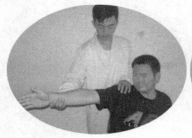 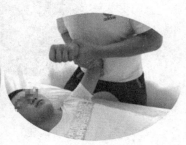

图 6-2-3　肩外展摆动试验　　　图 6-2-4　反弓抗阻试验　　　图 6-2-5　顶压研磨试验

（四）肋骨-锁骨综合征

1.肋锁试验

医者向后下压迫患者的肩部，则锁骨下动脉、静脉被挤压于第 1 肋骨和锁骨之间，臂丛神经受到牵拉，可出现桡动脉的搏动减弱或消失，诱发或加剧手臂疼痛、麻木。

2.超外展试验

当医者将患者向后、向外过度伸展时，可出现肋锁试验中相同的症状。其原因是血管和神经被胸小肌肌腱挤压。

（五）肩胛骨位置异常

正常人在立正姿势时，肩胛骨的上下角之间的长度相当于第 2～7 肋。

1.肩胛骨位置过高

此状况可见于：

（1）先天性肩胛高位畸形其肩胛骨既高又小，且与胸壁固定，严重影响颈与上肢的上举运动。

（2）前锯肌瘫痪肩胛骨升高且偏内，伴有"翼状肩胛"畸形，影响上肢的上举动作。

2.肩胛骨位置过低

此状况可见于：

（1）斜方肌瘫痪，其肩胛骨下降并外移，不能耸肩和上肢上举。

（2）锁骨骨折。

（3）肩锁关节脱位，其肩胛骨下移和外移。

二、臂部

臂部的检查重点在远端的手和指。由于其结构细致而复杂，功能灵巧而多样，而且无论是局部性病变还是全身性疾患，都可在指端部分有明显变化，因此，应详加鉴别。

（一）肱二头肌

1.长头紧张试验

嘱患者肘关节屈曲，前臂外旋，或让患者保持前臂稍外旋位的抗阻力屈肘，若二头肌腱结节间沟处疼痛即为阳性，说明有肱二头肌长头腱鞘炎。

2.肩关节内旋试验

患者屈肘，前臂内旋置于背后引起肩痛者为阳性，说明肱二头肌腱病变。

（二）神经损伤

1.正中神经

以下是正中神经损伤常用的特殊检查方法：

（1）握拳试验：正中神经损伤后，患手握拳时，拇指与食指不能屈曲，中指屈曲不完全。

（2）拇指对掌试验：正常拇指对掌运动时，拇指末节指腹可与小指末节指腹面相对。正中神经损伤时，拇指只能与小指的侧缘相接触，不能与指腹相接触。

（3）拇指尖与小指尖相对试验：当拇指尖与小指尖相对时，正常此二指末节的中轴（或指甲的中线）可在同一直线上。如果拇指不能对掌，拇指尖只能对小指尖的一侧，则两个中轴线不在同一直线上，有交角。

（4）两手互握试验：患者取坐位，两肘支于桌上，两手举起，手指交叉互相握手，即可见其患侧食指、中指不能屈曲。

（5）屈指试验：医者将患手举起，固定食指近侧指间关节使之伸直，然后让患者主动屈曲远侧指间关节，若正中神经损伤，则不能主动屈曲；或将患者手掌平放于桌面上，五指张开，然后五指做搔抓桌面的动作，即可见其食指不能搔抓。此征阳性说明损伤部位在前臂以上，引起指深屈肌麻痹。

（6）拇指屈曲试验：患者手放于桌上，手掌朝上。医者固定拇指掌指关节于屈曲位，然后让患者主动屈曲指间关节；或医者用另一手的食指顶住患者拇指末节指腹做对抗，嘱其抗阻力地屈曲指间关节，如无力或不能屈曲，说明拇长屈肌无力，正中神经损伤部位可能在肘部以上。

（7）拇指小指夹纸试验：嘱患者患手拇指与小指夹一个纸片，医者如能轻易抽出纸片，即为试验阳性，说明拇指对掌肌无力。

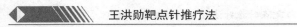

(8)瓦顿伯格(Wartenberg)试验：患者取坐位，双手四指并拢，拇指桡侧外展，然后两手食指及拇指尖侧面相靠拢，放在自己面前，可见患侧拇指无力外展而逐渐变内收姿势。

2.桡神经

以下是桡神经损伤常用的特殊检查方法：

(1)握拳试验：患手握拳时，拇指不能与其余四指相对，只能靠在食指的桡侧。握拳时其腕关节不能背伸而是垂腕更加明显。

(2)合掌分掌试验：患者双手五指伸直并拢，合掌举起于胸前，然后腕部仍然相贴，指与掌分开(背伸腕关节和掌指关节)；如见患手无能力分掌，而是弯着手指并沿着健侧手掌向下滑落，即为试验阳性。

(3)双掌对比试验：患者双手举起于面前，手掌向前，四指伸直，拇指外展，双手平行排列，即可见患侧拇指处于内收位，不能外展和背伸。

3.尺神经

以下是尺神经损伤常用的特殊检查方法：

(1)花托试验：患手五指不能汇拢呈花托状，故不能托起一只水杯。

(2)夹纸试验：将一纸片放在患手两指之间，嘱患者用力夹紧，如医者能轻易抽出纸片，即为试验阳性，说明掌侧骨间肌(其神经支配为尺神经)无力。

(3)持板试验：患者用拇指与食指夹住木板的边上，要求拇指伸直放平，即可见患侧拇指指间关节仍处于显著屈曲状态，为拇内收肌无力、拇长屈肌作用加强所致。

(4)福门特(Forment)纸征：嘱患者双手拇指、食指夹持同一纸片，患侧拇指末节若出现屈曲状，即为阳性，说明拇内收肌麻痹。

(5)小指外展试验：患者五指并拢，掌心朝下，平放桌上，然后小指做外展和内收动作，若患侧小指不能外展即为试验阳性。

(6)握拳试验：患手握拳时，小指与环指无能力屈曲。

(7)小指屈指试验：患者掌心朝下，平放于桌上，五指伸直，然后各指做搔抓桌面动作，如小指不能搔抓，即为试验阳性；或将患手举起，医者固定无名指、小指近侧指间关节于伸直位，然后让患者屈曲无名指、小指的远侧指间关节，即可见二指末节不能主动屈曲。

(8)指尖相对试验：拇指尖与食指尖不能相碰构成"O"形姿势。

第三节　肘、腕与手部特殊检查

一、肘部

肘部的特殊检查主要针对的是肘关节及肘部骨性标志对应部位病变的检查与诊断。

(一)肘部脱位

1.肘三角与肘直线［又称"修特(Sutra)三角"与"修特直线"］

正常人肘关节屈曲90°时，肱骨内上髁、外上髁与尺骨鹰嘴突，此三点形成一个等腰三角形，称为肘三角；当肘关节伸直时，三角形状改变，三点在一条线上。

2.伸肘试验

患者取坐位或站位,手掌放在头顶上,然后主动伸肘,若不能主动伸肘,可能为肘关节后脱位、鹰嘴骨折、桡骨头脱位等。若患者不能主动伸肘,或伸肘时臂丛处出现疼痛,称拜克尔(Bikbls)征阳性。阳性者可能有臂丛神经炎或脑膜炎,原因是伸肘时对臂丛神经有明显的牵拉作用。

(二)肱骨内、外上髁炎

1.肱骨外上髁炎

(1)密勒(Miller)征:嘱患者将肘伸直,腕部屈曲,同时将前臂旋前,如果肱骨外上髁部感到疼痛即为阳性,对诊断肱骨外上髁炎有意义。

(2)伸肌紧张试验[又称"柯宗(Cozen)试验"]:让患者屈腕、屈指,检查者将手压于各指的背侧做对抗,再让患者抗阻力伸指及背伸腕关节,如出现肱骨外上髁疼痛即为阳性,多见于网球肘。

2.肱骨内上髁炎

让患者握住检查的手指(食指至小指),强力伸腕握拳,医者手指用力与患者进行对抗,如出现内上髁部疼痛即为阳性,多见于肱骨内上髁炎。

(三)翻手试验

患者坐位,两上肢向前平举,手掌朝上,然后手掌朝下(即前臂旋前)。如其一侧前臂过度旋前,手掌变为朝外,即为阳性,说明该侧小脑半球可能有病变。

二、腕与手部

腕与手部往往协同运动,共同完成某一活动。因此,本部分的一些特殊检查,腕与手部常常共同参与,协助诊断。

(一)腕部

1.手镯试验
若以手握尺桡骨下端时,引起疼痛,则表明本试验为阳性,如类风湿性关节炎。

2.手镯征
佝偻病患者的两侧桡尺骨下端,常增粗肥大,故称手镯征。

3.卡纳夫尔(Kanafur)征
尺侧滑囊炎开始时,其最明显的压痛点在小鱼际上,距手掌掌横纹 2~3 cm 处。

4.屈腕试验
将腕掌屈,同时压迫正中神经 1~2 分钟,若手掌侧麻木感加重,疼痛加剧,并放射至食指、中指,即试验为阳性,提示有腕管综合征。

5.叩触诊试验[又称"蒂内尔(Tinel)征"]
轻叩或压迫腕部掌侧的腕横韧带近侧缘中点,若出现和加剧患侧手指刺痛及麻木等异常感觉时,即试验为阳性,提示有腕管综合征。

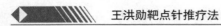
6.举手试验

患者仰卧,将患肢伸直高举,若出现上述两项表现,即为阳性,提示有腕管综合征。

7.压脉带试验

此试验与测量血压的方法相似,仅需将血压升至收缩压以上,若出现食指、中指麻木现象即为阳性,提示有腕管综合征。

8.中指试验

医者嘱患者肘、腕及指间关节伸直,掌心向下。令其中指的掌指关节做背伸活动,医者施以阻力。若在肘横纹以下两横指处(桡侧腕短伸肌的内侧缘处)有疼痛,则为阳性,提示为腕管综合征。

9.芬斯蒂夫(Fensteff)征

当月骨无菌性坏死时,第3掌骨头在握拳时不隆出。

10.腕三角软骨挤压试验

医者一手握住前臂下端,另一手紧握患手,使腕关节掌屈和尺偏,然后将患手向尺骨小头方向不断顶撞,若在腕尺侧引起疼痛为阳性,应考虑腕三角软骨的损伤。

(二)手部

1.腱鞘炎

(1)握拳试验:若先将拇指屈曲,然后握拳将拇指握于掌心内,同时将腕向尺侧倾斜时,可以引起桡骨茎突部锐痛则为阳性,提示桡骨茎突部狭窄性腱鞘炎。

(2)扳机指检查法:屈指肌腱狭窄性腱鞘炎,患指不能自然屈伸,当屈曲(或伸直)到一定程度时,感到有阻力,须用力屈(伸),严重时须用另一手扳动,患指才如扳机般突然屈曲(或伸直),并且常有"咔嗒"一声响,故称"扳机指"。有时在该掌指关节掌侧面,可触及米粒大结节,随该指屈伸而跳动。

2.肌腱断裂

(1)拇指肌腱断裂的检查:拇长屈肌腱断裂时,拇指末节不能自动屈曲;拇长伸肌腱断裂时,拇指末节不能自动伸直。医者检查时,固定拇指近节,嘱患者自动伸屈末节。

拇短伸肌腱断裂时,将末节伸直,患指不能主动伸直拇指近节。拇短屈肌腱断裂时,末节伸直状态下不能自动屈曲近节。

若拇指长、短肌腱完全断裂,则拇指的近节、末节的主动伸屈活动功能完全丧失。

(2)食指、中指、环指、小指指浅、深屈肌腱断裂的检查:指深屈肌腱断裂,该指末节不能主动屈曲。指浅屈肌腱单独断裂时,该指末节在伸直位状态下,不能主动屈曲中节。固定伤指的近侧指骨,若近侧、远侧指间关节均不能主动屈曲,则表示指深屈肌腱、指浅屈肌腱均有断裂。

(3)蚓状肌损伤的检查:蚓状肌或指深屈肌腱在蚓状肌的起始点的近侧断裂时,该指的掌指关节不能主动屈曲。若掌指关节处在屈曲状态下,则指间关节不能主动伸直;在指间关节伸直状态下,掌指关节不能主动屈曲。

(4)指伸肌腱断裂的检查:①掌骨区断裂:指间关节能主动伸直,但掌指关节不能主动伸直。②指骨近节区中央腱束断裂:近侧指间关节不能主动伸直。③指骨中节区或指伸肌腱止点附近断裂或撕脱骨折：手指末节不能主动伸直，患指出现锤状指畸形。

3.手内肌瘫痪

单纯的手内肌瘫痪，可引起爪形手畸形。当医者用手指在爪形指的近节骨背侧基底施加抗过伸之阻力时，远近两指间关节随即伸直，畸形消失为阳性，又称"贝乌尔征"。若患者手内肌瘫痪伴有皮肤、肌腱、关节囊等挛缩引起的复合型爪形手，此试验为阴性。

第四节　躯干与骨盆部特殊检查

一、躯干部

躯干部的特殊检查，在针刺临床各科中显得尤为重要，特别是对脊柱相关类疾病的广泛认识和研究之后。

（一）胸腹部

1.压胸试验

患者取坐位或站立位，医者站其侧方，一手抵住其胸骨，另一手抵住其脊柱的对应部位，轻轻地相对挤压。若在胸侧壁上某处出现疼痛，说明该处肋骨骨折。该试验是诊断外伤性肋骨骨折的重要体征。

2.比费尔（Beevor）脐征

患者取仰卧位，让患者抬头坐起时，注意其脐眼位置有无移动或偏向某一侧。正常人脐眼位置不变；若第 10～11 胸髓节段损伤或受压迫等，则下腹壁肌肉无力或瘫痪，在坐起时脐眼向上移动；若一侧腹肌瘫痪或无力，脐向健侧移动。这种现象称"Beevor 脐征"。

（二）背腰部

1.棘上韧带损伤试验

患者取俯卧位，于腹部及骨盆下用几个枕头垫高，以使被检查部位的棘突间部裂开，如发现棘突间有一凹陷，说明棘上韧带有损伤或松弛。

2.麻醉试验

（1）普鲁卡因封闭试验：以 0.5％～1.0％普鲁卡因 10～20 mL 做压痛点封闭，有助于对病变做粗略的定位诊断。若注于皮下，疼痛消失，则多为筋膜韧带疾患；若注于椎板，疼痛消失，则多为肌肉疾患；如果经上述注射后疼痛如前，则多为椎管内疾患。

（2）氯乙烷制冷麻醉试验：用氯乙烷在距皮肤表面 30 cm 处直接喷射，喷射线与皮肤成锐角，并逐渐转动方向，每次喷射持续时间不得超过 30 秒，以免冻伤。表面麻醉后，仍有压痛点，往往表示有深在的器质性损伤存在。

（3）背伸试验：患者俯卧，两腿并拢，两手交叉于颈后，医者固定双腿，嘱患者自动抬起上身，医者再于背部适当加压，患者抗阻力背伸，有肌肉或椎间关节疾患时，患者可发生疼痛，即试验为阳性。

（4）俯卧伸腰试验：患者俯卧，两下肢伸直，检查者一手托住双膝上部，另一手或肘部扶住腰骶部,然后右手用力缓缓抬高双下肢,使腰部过伸,如腰部产生疼痛,即试验为阳性(图6-4-1)。

3.抱膝试验

患者仰卧,两手抱膝使髋关节、膝关节尽量屈曲,如有关节疼痛即试验为阳性。

4.体位改变试验

患者取仰卧位,嘱其坐位,若腰椎有病变时,患者多用手置于身后床上,用力支持方能坐起。

5.髋膝屈曲试验

患者仰卧,屈曲髋膝关节,医者把住患者膝部,使髋关节尽量屈曲,并向其胸腹部推压,使其臀部离开床面,腰部被动前屈,如腰骶部发生疼痛,即试验为阳性。同样,进行单侧肢体的屈曲试验,若发生疼痛亦为阳性。如果腰部软组织损伤、劳损或腰椎椎间关节、腰骶关节、骶髂关节有病变或腰椎结核等疾患,本试验均为阳性,但腰椎间盘突出症此试验为阴性。

6.戈尔茨瓦特(Goldthwait)试验

患者仰卧,两下肢伸直,医者左手触诊腰椎棘突,右手做直腿抬高试验,在抬高过程中,若腰椎未感运动而患者已感觉疼痛,说明有骶髂关节炎或该关节韧带损伤。若疼痛发生于腰椎活动之后,病变可能位于腰骶关节或骶髂关节,但以前者的可能性大。若将两侧试验做对比,双侧下肢分别抬高到同样的高度,引起同样的疼痛,说明腰骶关节病变的可能性大。因为双侧骶髂关节同样病变,同等严重程度的较罕见(图6-4-2)。

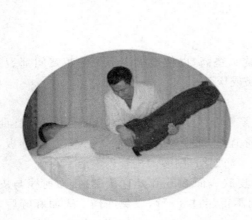

图 6-4-1 俯卧伸腰试验

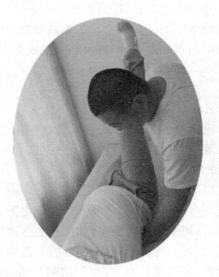

图 6-4-2 Goldthwait 试验

7.拾物试验

本试验多用于腰部前屈运动功能的检查。患者站立,弯腰拾物时,正常情况下为两膝微屈,弯腰俯地用手拾物。如腰部有病变时,则可见双膝双髋关节尽量屈曲,腰部挺直用手去拾地上的东西,此试验为阳性。

8.足-嘴试验

患者站立,双手捧起一足并尽力向嘴的方向上举,若出现腰骶部疼痛并稍偏向抬足侧,说明腰骶部有疾患;若对侧骶髂关节后部疼痛,可能为对侧骶髂关节疾患。

9.推肩扳髋试验

患者取左侧卧位,左下肢伸直,右下肢屈曲,医者站于患者前方,右手把住患者右肩部向其后方推,左手把住其髂嵴部向其前方扳拉,两手同时用力,方向相反;同样施于右侧,使腰椎扭转,若有疼痛或腰椎活动明显受限为阳性,说明有腰肌或腰椎疾患(图6-4-3)。

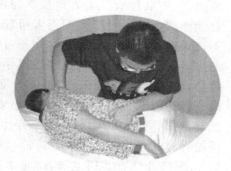

图 6-4-3　推肩扳髋试验

10.坐骨神经损伤的特殊检查

坐骨神经由腰4、腰5和骶1~3神经根组成,当腰骶部有外伤或疾病时,坐骨神经常常受到影响。凡是腰痛的患者,特别是同时有患侧下肢后侧放射痛者,应常规检查坐骨神经。常用的试验方法如下:

(1)直腿抬高试验:患者仰卧,两腿伸直,分别做直腿抬高动作,然后再被动抬高。正常时,两下肢同样抬高80°以上并无疼痛。若一侧下肢抬高幅度降低,不能继续抬高,同时又有下肢放射性疼痛则为阳性,说明有坐骨神经受压现象。由于直腿抬高时坐骨神经更加紧张,从而加剧了坐骨神经的紧张程度。这一试验是各种坐骨神经紧张试验的基本试验。但要排除腘绳肌和膝关节后关节囊受牵拉所造成的影响。

注意事项:①测定患肢抬高的高度,即在无痛范围内抬高的角度;②患者在抬高时,下肢伸直,不能屈膝;③应与健侧做对比。

(2)直腿抬高加强试验:同上述直腿抬高试验,直腿抬高引起疼痛时,稍微降低抬高的高度,以消除疼痛,在患者不注意的情况下,突然将足背屈,此时,坐骨神经受到突然的牵拉更为紧张,而引起患肢后侧放射性的剧烈疼痛,即为阳性。借此可以区别由于髂胫束、腘绳肌或膝关节后关节囊紧张所造成的直腿抬高受限。因为背屈踝只加剧坐骨神经及小腿腓肠肌的紧张,对小腿以上的肌筋膜无影响。

(3)屈髋伸膝试验:患者仰卧,医者使患者一侧的髋关节、膝关节尽量屈曲,然后再逐渐伸直膝关节,在伸膝的过程中可使坐骨神经被拉紧,如出现坐骨神经放射痛,即为阳性。

(4)健肢抬高试验:患者仰卧,做健肢抬高试验,患侧产生腰痛或伴有下肢放射痛即为阳性。腰椎间盘突出症患者此试验常为阳性。

(5)屈颈试验:患者仰卧,医者一手置于胸前固定胸部,另一手置于颈后,然后缓缓用力使患者头前屈,如出现腰痛及坐骨神经痛即为阳性。颈部前屈时,可使脊髓在椎管内上升1~2 cm,在此过程中神经根也随之上移受到牵拉,神经根受压时即出现该神经分布区的疼痛。此试验用于颈、腰椎间盘突出症及椎体压缩性骨折的检查。

此类试验包括多种方法,原理相同,方法也基本类似,但其表现不同,所以其临床意义也有差别。

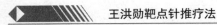

患者仰卧,不用枕头,下肢伸直,然后做下列试验:①陆温(Lein)试验:患者双手放在胸前,不用双手帮忙,主动屈颈和仰卧起坐。若此时出现下腰部或骶髂关节疼痛,即为阳性,说明患者腰骶关节或骶髂关节有病变。②布鲁金斯基(Brudzinski)征(抬头试验):上述试验中,如出现腰痛和同侧下肢后部放射痛,而引起患肢立即屈曲者,即为此征阳性,可能为腰椎间盘突出症。③布鲁金斯基腿征:患者仰卧位,一下肢屈曲,一下肢伸直。医者牵拉其屈曲的下肢,使其伸直,若此时原来伸直的下肢却反射性地屈曲,为阳性,说明患者可能有脑膜刺激征。注意事项:在伸膝过程中,如患者不自觉地抬头(屈颈),也称"布腿征阳性"。④阿莫斯(Amoss)征:布鲁津斯基征阳性的患者,若在仰卧起坐时,需以双手置于身后床上,以支持体重,才能坐起,出现这种姿势,则为Amoss征阳性,可能为椎间盘突出症。⑤索托-霍尔(Soto-Hall)征:患者仰卧,两下肢伸直。医者一手压在患者胸部,另一手托起患者头部,慢慢前屈,使下颌部抵至胸部,并持续20~60秒。若脊柱某局部出现疼痛或放射痛,即为阳性,说明患者可能有脊柱外伤骨折、棘间韧带、棘上韧带损伤以及脊髓和脊神经根受压。注意事项:a.颈椎外伤者禁用本法,防止加重脊髓损伤;b.操作时,患者胸腰椎不能前屈;c.两下肢要伸直,不能弯曲;d.患者头部托起时要慢,头前屈时下颌抵至胸部。⑥尼雷(NILAY)征:在Soto-Hall征中,如出现腰痛,并向一侧下肢后部放射,引起该下肢立即屈起,即为阳性,可能为腰椎间盘突出症。

(6)布鲁津斯基征:患者仰卧,屈颈时引起患肢疼痛及屈曲即为阳性。其机制同屈颈试验。

(7)起坐屈膝试验:患者取仰卧位,嘱其坐起,患肢多自行屈曲,而健肢仍伸直;如两侧均出现坐骨神经痛,则两膝均屈曲,即为阳性。本试验可在多数患者中出现阳性,因为屈膝可缓解对神经根的牵拉。

(8)仰卧挺腹试验:分下述四步进行:①患者仰卧,两手置于腹部或身侧,以枕部及两足跟为着力点,将腹部及骨盆用力向上挺起,患者立即感觉腰痛及患肢放射痛为阳性。若此时腰痛及放射痛并不明显,则应继续进行第2步试验。②患者仍保持挺腹姿势,深吸气后停止呼吸,腹部用力鼓气,约30秒钟,患肢有放射性痛为阳性。③在挺腹的姿势下,用力咳嗽,有患肢放射痛者为阳性。④在挺腹的姿势下,医者用两手加压两侧颈静脉,若患肢有放射痛为阳性。以上操作依次进行,一旦出现阳性就无须进行下一步检查了。

(9)梨状肌紧张试验:患者仰卧位,将患肢伸直,并做内收内旋动作,如坐骨神经有放射性疼痛,再迅速将患肢外展外旋,疼痛随即缓解,即为阳性;或让患者取俯卧位,屈曲患侧膝关节,医者一手固定骨盆,一手握持患肢小腿远侧,推动小腿做髋关节内旋及外旋运动,若发生上述反应,即为试验阳性(图6-4-4)。

(10)鞠躬试验:让患者立正站立做鞠躬动作,如患肢立刻有放射性疼痛并屈曲,此试验即为阳性(图6-4-5)。

注意事项:①弯腰时,下肢膝关节伸直;②腰部尽量下弯,达腰以及下肢疼痛为止。

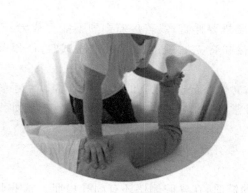

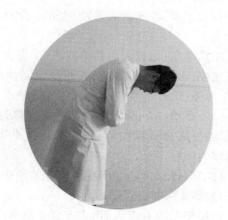

图 6-4-4　梨状肌紧张试验　　　　　　　　图 6-4-5　鞠躬试验

（11）费里（Ferry）试验：按照坐骨神经走行的解剖部位按压，均会发生疼痛，在腓骨头处捻压腓总神经，也会产生疼痛，即为阳性。

（12）奈利（Nelly）拾物试验：患者站立，医者嘱患者俯拾地面的物体，可见其先屈患肢，然后再弯腰拾物体，同时患者主诉窜痛，即为阳性。

（13）直立屈颈试验（奈利征）：患者站立，下肢伸直，术者一手扶其胸前，另一手按其头颈，使其头颈部被动前屈 45°～69°，并保持 30～60 秒。若发生腰腿疼痛即为阳性，说明脊髓以及脊神经根受压。

（14）颈静脉加压试验：患者站立或仰卧位，医者用双手拇指同时分别压迫其两侧颈内静脉，持续 1～3 分钟。若患者腰痛加剧，并向一侧下肢放射，即为阳性，说明椎管内有疾患，如腰椎间盘突出症。其机制主要是由于蛛网膜下腔压力增高，影响神经根的张力，而发生坐骨神经放射痛。

注意事项：①如果突出物在神经根的外侧，此试验使疼痛加剧；②如突出物在神经根的内侧，此试验反而出现疼痛减轻。

（15）椎间盘突出症运动检查：本试验可帮助判断腰椎间盘突出物与神经根的位置关系。①突出物尖端位于神经根之前，患者站立位腰前屈幅度越大，腰痛越重；如果偏向健侧方向前屈或侧屈，疼痛更加剧烈；若偏向患侧方向做前屈或侧屈，则疼痛减轻或正常。②突出物位于神经根内侧，患者站立位前屈并向健侧旋转时，疼痛加剧；反方向运动时神经根不受牵拉则疼痛减轻或缓解。③突出物位于神经根外侧，患者疼痛反应与突出物位于神经根内侧者相反。

（16）坐位伸膝试验：让患者坐于床缘或高凳上，头及腰部保持平直，两小腿自然下垂，然后嘱患者将患肢膝关节逐渐伸直，或医者一手握拿患肢腘窝，另一手握拿患肢踝部，将膝关节逐渐伸直，如有坐骨神经痛即为阳性。

（17）坐位直腿弯腰试验：医者应嘱患者坐于床面中间两腿伸直，坐骨神经受累之腿自然将膝关节屈曲，以减少坐骨神经的紧张程度。如果将膝关节向后压被动伸直，坐骨神经痛加剧即为阳性。

（18）坐位屈颈试验：患者坐位，两下肢屈髋伸膝，医者一手扶其胸部，另一手按压头顶使患者颈部被动或自动前屈。若腰腿部出现疼痛加重，即为阳性，可能为脊神经根受压。

注意事项：①患者两膝不能屈；②患者胸腰椎要伸直；③若疼痛剧烈不能完成者，不要强迫完成；④一般在可以完成仰卧位屈颈试验和直立屈颈试验后再做本试验，所以又称"屈颈加强试验"。

（19）迈纳（Minox）征：让患者由坐位到站立位姿势时，起立的瞬间患者常以一手置于身后，站立后患肢膝关节屈曲，健肢膝关节常常伸直，支持体重，以维持平衡，患肢如出现疼痛即为阳性。

（20）万捷特（Vanjetti）征：坐骨神经痛时，虽有脊柱侧弯，但骨盆保持水平位。

11.腰盆深部肌肉试验

后腹壁肌肉有腰大肌、腰方肌及髂窝内的髂肌，在盆腔侧壁还有闭孔内肌。这些肌肉及其表面腹膜受炎症等刺激时，也可出现肌紧张和疼痛症状。因其部位较深，无法直接触诊，故用间接肌牵张试验来检查。

（1）腰大肌试验的两种方法：①巴尔维（Baldwin）试验：患者仰卧位，两下肢伸直，如检查右侧，则令患者右下肢伸直举起，或同时医者用手稍向下压以相对抗。如右下肢出现疼痛，即为阳性，左侧相同。此法中，如同时医者手压其右下肢（左侧为左下肢），做对抗并瞬间松动下压的手，令其同侧下肢惯性抬高，则试验更为敏感。②腰大肌刺激征：患者侧卧位，下面一腿伸直，上面一腿（检查侧）屈髋屈膝。医者站其后侧，一手压住骨盆的髂嵴处，以固定躯干不至于后倒；另一手握住其小腿向后拉，使髋关节尽量后伸。如该侧下腹部出现疼痛，即为阳性，说明可能为髂窝脓肿、淋巴结炎。左侧卧位牵拉后出现右下腹痛者，还可能为盲肠后位阑尾炎等引起的腰大肌刺激现象。

（2）闭孔内肌试验：是腹部检查的一项指标，主要用于判断阑尾是否正常的一项辅助诊断方法。患者仰卧位，将右髋和右膝均屈曲90°并伴右股向内旋转，引起右下腹痛者为阳性。阳生者可能为盆腔位阑尾炎、附件炎，或盆腔积脓、积血，或隐匿的闭孔疝、卵巢破裂等。

二、骨盆部

骨盆部特殊检查的方法主要是针对于骶髂疾患及骨盆是否有骨折病变的检查。当然，有些特殊检查髋关节也可能参与运动，所以应排除髋关节的疾患。

（一）仰卧位

1."4"字试验

患者仰卧，健肢伸直，患肢屈膝，把患肢外踝放于对侧膝上大腿前侧，医者一手扶住对侧髂嵴部，另一手将膝向床面按压，尽量使膝与床面接近。因为患侧大腿外展外旋，这时髂骨上部被大腿前侧和内侧肌群牵拉而产生扭转并向外分离。若骶髂关节有病变则发生疼痛，但医者事先应排除髋关节本身病变。

2.床边伸髋试验

（1）患者仰卧，臀部靠近床边，先将健侧髋膝关节尽量屈曲，贴近腹壁，然后双手抱膝以固定腰椎,患肢垂于床边。医者一手按压健侧膝关节,帮助屈髋屈膝,另一手用力下压患肢大腿,或医者双手用力下压垂于床边的大腿,使髋关节尽量后伸,则骶髂关节转动,发生摩擦。若在该侧骶髂关节出现疼痛则为阳性,说明骶髂关节有疾患。

(2)患者侧卧位,健侧在下,将健腿极度屈曲并固定骨盆。医者一手握住患肢踝部,使膝关节屈曲90°,再将患肢向后牵拉,使髋关节尽量过伸,另一手将骶部向前推压,则骶髂关节便旋转活动,若出现疼痛即为阳性。

3.骨盆分离与挤压试验

患者仰卧,两手置于身旁。医者两手按住两侧髂嵴内侧将骨盆向外侧做分离按压动作,然后两手掌扶住两侧髂前上棘外侧并向内侧对向挤压;或让患者侧卧,医者双手掌重叠置于上侧髂嵴之外持续向对侧按压,同法检查对侧。前者使骶髂关节分离,后者使其受到挤压。另外,还可以进行耻骨联合压迫试验。试验过程中,若骶髂关节出现疼痛即为阳性,但此试验的阳性发现者较少。此试验还可以用于检查骨盆部是否有骨折,可以引起骨折部位疼痛或使疼痛加重。

4.斜攀试验

患者仰卧,先试验健侧。医者站其健侧,一手握住小腿,充分屈曲髋膝关节,另一手按住同侧肩部,固定躯干。然后将大腿及骨盆向对侧推送,使腰骶部及骶髂部发生扭转。用同样方法再试验患侧,两侧对比,若骶髂关节出现疼痛,即为阳性,说明疼痛侧骶髂关节有病变(图6-4-6)。

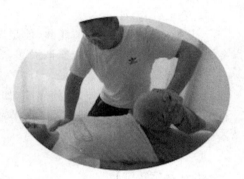

图6-4-6 斜攀试验

5.骶髂关节定位试验

患者仰卧,医者右手抱住其两腿膝后部,使髋关节屈曲至90°位,小腿自然地放在医者右臂上。医者左手压住膝部,使骨盆紧贴检查台,患者肌肉放松;然后以双大腿为杠杆,将骨盆向右和向左挤压,一侧受挤压,对侧被拉开。骶髂关节疾患时,向患侧挤压时疼痛较轻,而向对侧挤压时被拉开疼痛较剧烈。

6.斯佩(Spey)试验

患者仰卧,医者一手放于患者腰部,做直腿抬高试验,如腰椎部未动即出现疼痛,则病变位于骶髂关节;如果腰椎活动后始出现疼痛,则病变多在腰骶关节。

7.拉格尔(Lager)试验

患者仰卧,髋与膝关节同时屈曲,然后髋关节外展外旋,骶髂关节若有疾患,便可出现疼痛,但不影响腰骶关节。

(二)俯卧位

1.提腿试验(又称"伸髋试验")

患者取俯卧位,医者用手掌压住髂骨,手指触及受累的骶髂关节,另一手将患肢大腿向后提起,使髋关节尽力后伸。此时股四头肌紧张,该侧髂骨发生前倾和旋转动作,骶髂关节受到牵拉。如该关节出现疼痛,即为阳性,表示骶髂关节有病变(图6-4-7)。

2.跟臀试验

患者俯卧,两下肢伸直,肌肉放松。医者握其足部,使足跟向其臀部按压时,即感腰骶部疼痛者,则提示腰骶关节有病变(图6-4-8)。

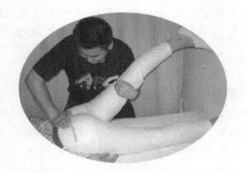 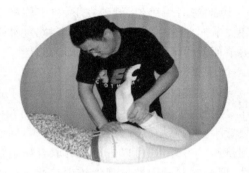

图 6-4-7　提腿试验　　　　　　　　　　图 6-4-8　跟臀试验

3.爱来(Ely)征

患者俯卧,一侧膝关节屈曲,使足跟接近臀部,正常者骨盆前倾,腰前凸增大;若骶髂关节有病变,则骨盆离开床面被提起,表示骶髂关节活动受限。

4.内奥霍洛(Nacholos)征

患者俯卧,过度后伸大腿,屈膝,如引起骶髂关节及下肢疼痛即为阳性,表示骶髂关节有病变;如腰骶部疼痛,则为腰骶关节病变。

(三)坐或站位

1.骨盆旋转试验

患者坐于椅子上,医者面向患者,以两大腿内侧夹住患者两膝固定骨盆,再用两手扶住患者两肩,将躯干做左右旋转活动。骶髂关节有疾患时,病变侧出现疼痛,即为阳性。

2.拉瑞(Larrey)征

患者坐于扶手椅或板凳上,用手撑起躯干,然后突然放手坐下,患侧骶髂关节因震动而引起疼痛,即为阳性。

3.坎贝尔(Campbell)征

此试验在于确定病变发生在骶髂关节还是腰骶关节。患者取站立或坐位,令其躯干前倾。若骨盆不动,躯干可以前倾,病变可能在骶髂关节;倘若病变位于腰骶关节,患者可能为骨盆和躯干同时前倾。

4.单腿跳跃试验

患者先用健侧后用患侧做单腿跳跃,如果腰椎无病变,健侧持重单腿跳跃应无困难;患侧持重做单腿跳跃时,若有明显的骶髂关节部位疼痛或不能跳起,即为阳性。医者应考虑患侧骶髂关节可能有病变,但要排除髋关节、膝关节、踝关节、脊柱和神经系统疾病的影响。

5.史密斯-彼特逊(Smith-Peterson)试验

患者直立,将脊柱向左或向右侧倾斜,若一侧骶髂关节有疾患,脊柱倾向健侧的动作多有障碍。

此外还有侧卧位的"卧床翻身试验"：骶髂关节炎症的患者，常喜健侧卧位下肢屈曲，向患侧卧时多引起病变部位疼痛。患者翻身时，病变部位会疼痛加重，故常以手扶持臀部作为保护，或请旁人帮助才能进行翻身。

第五节　髋部、腿部特殊检查

下肢的疾患多出现步态异常，且在病变的早期即可出现，检查主要是针对于髋、膝、踝三大关节的结构与功能。

一、髋部

髋部是躯干与腿相连接的部位，是一系列机体运动的中心，因而易潜在劳损，尤其是运动员、舞蹈演员和从事体力劳动者。

（一）髋关节疾病

1.黑尔（Hale）试验

此试验主要用于区别髋关节疾病与坐骨神经痛。患者仰卧，医者将患肢膝关节屈曲，踝部放于健侧大腿上，再将膝部下压抵至床面，如为坐骨神经痛可放置自如，而髋关节疾患则不能抵至床面。

2.海-特（Hefke-Turner）征

髋关节病变时，X线显示患侧闭孔变宽。

3.大腿滚动试验

患者仰卧，双下肢伸直，医者以手掌轻搓大腿，使大腿向内外滚动。若是该关节疾患并引起髋周围肌肉痉挛，则运动受限、疼痛，并见该侧腹肌收缩，即为阳性。阳性者可能有髋关节炎症或结核、股骨颈骨折、转子间骨折等（图 6-5-1）。

4.足跟叩击试验

患者仰卧，两下肢伸直。医者一手抬起患肢，另一手以拳击其足跟。若髋关节处疼痛为阳性，表示髋关节部有病变。

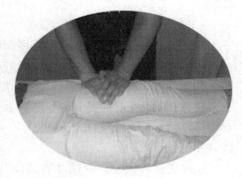

图 6-5-1　大腿滚动试验

（二）髋关节不稳

1.望远镜试验

患者仰卧，助手按住骨盆。医者握住患者小腿，伸直髋、膝关节，然后上下推拉患肢。若患肢能上下移动 $2\sim3$ cm，即为阳性。

另一种方法是患者仰卧，医者一手固定骨盆，另一手环抱患肢膝下，使髋膝关节稍微屈，将大腿上推下拉，反复数次。如有股骨上下移动之感即为阳性，说明髋关节不稳定或

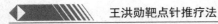

有脱位等。

2.单腿独立试验

医者应嘱患者先用健侧下肢单腿独立,患侧下肢抬起,患侧骨盆向上提起,该侧臀皱襞上升为阴性。再使患侧下肢独立,健侧下肢抬起,则健侧骨盆及皱襞下降为阳性。此试验检查负重侧髋关节不稳或臀中、小肌无力,任何使臀中肌无力的疾病均可出现这一体征阳性。

(三)髋关节脱位

1.内拉通线

患者仰卧,由髂前上棘至坐骨结节画一连线,正常人此线经过大转子的顶部,若大转子顶部在该线上方或下方,都表示有病理变化。记录大转子上移的长度,若高出此线1 cm以内者,不能视为病理现象。

2.布赖恩特(Bryant)三角(又称"大转子与髂前上棘间的水平距离")

患者仰卧,自髂前上棘向床面作一垂线,再由大转子顶点作一水平线,两线的交点与大转子顶点间的距离在正常人是 5 cm 左右。患侧可与健侧比较,若大转子上移或下移,则此距离比健侧缩短或延长。

3.休马克(Schoemaker)线与卡普兰(Kaplan)交点

这也是一种测量大转子是否上升的方法。患者仰卧,两髋伸直放在中立位,两侧髂前上棘在同一水平,分别从两侧大转子尖部经过髂前上棘引一直线到腹壁,此线称 Schoemaker 线。正常者两侧延长线应在脐部或脐以上交叉,两线的交点称 Kaplan 交点。若一侧大转子向上移位,则此点位于对侧或脐下,说明股骨头、股骨颈有缩短性病变,如股骨颈骨折。

4.阿兰-多德(Alam-Todd)试验

医者面向患者做半蹲位,然后将两侧拇指各放在一侧髂前上棘上,而中指放在大转子的顶点,将无名指及小指放在大转子的后方,两侧比较,即能测出大转子移位情况。

5.奇恩(Chiene)试验(又称"两侧大转子连线检查")

正常时,此线正对髋关节和耻骨上缘,并且和两侧髂前上棘相平行。如一侧大转子上移时,此二线不平行,如在上移的大转子处作一条线垂直于躯干轴线,则该线高于耻骨上缘水平面。

6.蛙式试验(又称"双髋外展试验")

此试验用于婴儿。患儿仰卧,医者扶持患者两侧膝部,将双侧髋、膝关节均屈曲 90°,再做双髋外展外旋动作,呈蛙式位。如一侧或双侧大腿不能平落于床面即为阳性,说明髋关节外展受限。先天性髋关节脱位的患儿,此试验为阳性。

7.奥尔托兰尼(Ortolani)试验

此试验适用于 6 个月至 1 岁的婴儿。患儿仰卧,髋、膝屈曲各 90°,医者手掌扶住患侧膝及大腿,拇指放在腹股沟下方大腿内侧,其余手指放在大转子部位,另一手握住对侧下肢以稳定骨盆。医者检查时先用拇指向外侧推并用掌心由膝部沿股骨纵轴加压,同时将大腿轻度内收。如有先天性髋关节脱位,则股骨头向后上脱出并发出弹响。然后再外展大腿,同时用中指向前内顶压大转子,股骨头便复位,当它滑过髋臼后缘时又出现弹响,则此试验为阳性。

8.直腿屈曲试验

此试验适用于婴幼儿。患儿仰卧,医者一手握住小腿下端,使髋关节尽量屈曲,膝关节伸直。若有先天性髋关节脱位,患肢可与腹胸部接触,其足可与颜面部接触,表明脱位髋关节屈曲活动的范围增大。

9.髋咔哒征

医者检查新生儿髋关节时,由于关节异常松弛,股骨头弹出臼窝而不复回的瞬间所产生的弹跳称咔哒征。其检查方法有 Ortolani 试验、巴洛(Barlow)试验等。

10.西蒙(Simmon)线

髂骨外侧缘至髋臼处上缘,然后向下、外沿股骨颈外缘形成一条连贯的弧线。髋关节脱位时,此弧线中断。

11.卡普兰征

在先天性髋关节脱位的 X 线平片上,若出现髋臼缘失锐利,股骨上端与髋臼间间隙增宽,股骨上端离开髋臼窝向侧方移位,即为卡普兰征。

12.冯罗森(Von Rosen)征

双侧大腿外展 45°并内旋,拍摄包括两侧股骨上段之骨盆正位片,作双侧股骨干中轴线并向近侧延长,此即为冯罗森线。正常时,此线通过髋臼外上角。脱位时,该线通过髂前上棘,即称冯罗森征阳性。这在股骨头骨化中心未出现时可作为诊断参考。

(四)股骨转子间骨折

1.大腿滚动试验(见上文)

2.掌跟试验

患者仰卧,下肢伸直,足跟放在医者的掌面上。若下肢呈中立位时,足倒向一侧或呈外翻位,多表示股骨颈骨折、髋关节脱位或截瘫。

3.阿尔斯伯格(Alsberg)角

通过股骨头关节面基部的线与骨干长轴延长线所成的角,正常为 41.5°。此角减小为髋内翻,此角增大为髋外翻。

(五)髋前软组织挛缩

1.托马斯(Thomas)征

患者仰卧,尽量屈曲健侧大腿贴近腹壁,使腰部紧贴于床面,克服腰前凸增加的代偿作用。再让患者伸直患肢,如患肢不能伸直平放于床面,即为阳性,说明该关节有屈曲挛缩畸形。患肢大腿与所成的角度即髋屈曲畸形的角度。

2.望远镜试验(见上文)

3.艾利斯征(见下文)

（六）髋关节结核

腰大肌挛缩试验：患者取俯卧位，患肢屈膝90°，医者一手握住踝部将下肢提起，使髋关节过伸，若骨盆随之抬起为阳性，说明髋关节后伸活动受限。腰大肌脓肿及早期髋关节结核，此试验可出现阳性（图6-5-2）。

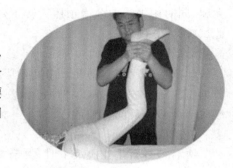

图 6-5-2　腰大肌挛缩试验

（七）下肢缩短

艾利斯（Allis）征（又称"下肢缩短试验"）：患者仰卧，双髋双膝屈曲，两足跟并齐平放于床面上，正常者两膝顶点等高，如一侧膝低于对侧膝即为阳性，说明患肢有缩短（股骨缩短或胫骨、腓骨缩短）或有髋关节脱位。

（八）髂胫束挛缩

患者侧卧，健肢在下并屈髋屈膝，减少腰椎前凸。医者站于患者背后，一手固定骨盆，另一手握患肢踝部，屈膝到90°，然后将髋关节外展后伸，再放松握踝之手，让患肢自然下落。正常时，患肢应落在健肢后侧，若落在健肢前方或保持上举外展姿势，即为阳性。此试验阳性说明髂胫束挛缩或阔筋膜张肌挛缩，并可在大腿外侧摸到挛缩的髂胫束。

（九）臀中肌、臀小肌无力

1.特伦德伦堡试验（单腿独立试验）（见上文）
2.菲尔普斯（Phelps）试验

患者俯卧位，膝关节屈曲，大腿尽量外展，医者握住其踝部逐渐将其膝关节伸直。若股薄肌有挛缩，在伸膝过程中大腿发生内收，即为阳性。

二、腿部

（一）股神经

1.股神经紧张试验

患者俯卧，医者一手固定患者骨盆，另一手握患肢小腿下端，膝关节屈曲，将大腿强力后伸，如出现大腿前方放射样疼痛，即为阳性，表示可能有股神经根（L2～4神经根）受压现象。

2.屈膝试验

患者俯卧位，两下肢伸直。医者一手按住其骶髂部，另一手握患侧踝部，并将小腿抬起使膝关节逐渐屈曲，使足跟接近臀部。若患者出现腰部或大腿前侧放射性痛，即为阳性，提示股神经损害，并可根据疼痛的起始位置以判断其受损的部位（图6-5-3）。

3.展髋试验

患者取健侧卧位,两下肢伸直。医者将患侧下肢抬起使髋关节外展,若患者大腿前侧疼痛,即为阳性,也提示股神经受损(图6-5-4)。

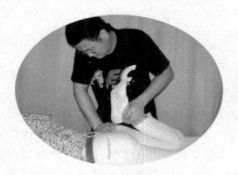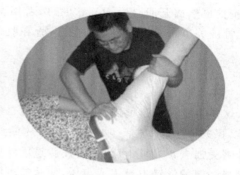

图 6-5-3　屈膝试验　　　　　　　　　　图 6-5-4 展髋试验

（二）胫神经

1.背屈踝试验

患者仰卧位,医者用力将患侧踝关节背屈,若腘窝及小腿后侧疼痛,即为试验阳性,提示胫神经损伤。

2.背屈趾试验

患者仰卧位,医者骤然将患侧踇趾背屈而使其上翘,若腓肠肌疼痛,即为试验阳性,提示胫神经损伤。

第六节　膝与足踝部特殊检查

一、膝部

膝关节的结构复杂,其病变多为膝部自身的病变,很少为其他病变所累及,常用的检查方法有以下几种:

（一）膝关节积液

正常膝关节内约有 5 mL 的滑液,可润滑关节、缓冲力的作用、营养关节面软骨。当关节内有大量积液时,关节会出现明显肿胀。但有少量的积液或中等积液时,须进行浮髌试验。

1.浮髌试验阳性的条件

一般来讲,膝关节的积液量在 10 mL 以上,浮髌试验即可呈阳性。

2.浮髌试验

（1）卧位浮髌试验:患者取仰卧位,膝关节伸直,股四头肌松弛。医者一手手掌在髌骨上方压挤髌上囊,使液体流入关节腔,然后用另一手的食指轻轻按压髌骨,若感到髌骨撞

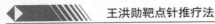

击股骨前面,即为阳性,说明积液量较少;若髌骨随着手指的按动而出现浮沉的现象,表示积液较多。

(2)立位浮髌试验:患者直立时,髌上囊的积液自然流到髌骨后方,如果股四头肌松弛,髌骨自然离开股骨髌面。这时,医者用两个拇指分别推动两侧髌骨对比两侧感觉,如果髌骨被关节积液浮起、推动时有髌骨和股骨撞击感,即为阳性。

(二)侧副韧带损伤

1.膝关节内、外侧副韧带损伤

这是指膝关节过度内翻或外翻时,被牵拉的韧带超出生理负荷而发生撕裂、断裂等损伤,以膝关节肿胀、疼痛、功能障碍、有压痛点等为主要表现的疾病。膝伸直位时,膝或腿部外侧受强大暴力打击或重压,使膝过度外展,内侧副韧带可发生部分或完全断裂;相反,膝或腿部内侧受暴力打击或重压,使膝过度内收,外侧副韧带可发生部分或完全断裂。在受到严重创伤时,侧副韧带、十字韧带和半月板可同时损伤。

2.检查方法

膝关节分离试验:患者仰卧,膝关节伸直。医者一手握住患肢小腿下端,将小腿外展,另一手按住膝关节外侧,将膝向内侧推压,使内侧副韧带紧张,如出现疼痛和异常的外展摆动即为阳性,则表示内侧副韧带松弛或断裂。医者在做此检查的同时还可挤压外侧关节面,如有外侧半月板损伤,则会感到关节间隙疼痛;反之,用同样的方法检查外侧副韧带的损伤。

(三)十字韧带损伤

1.检查方法

抽屉试验:患者坐位或仰卧位,患膝屈曲约80°的位置。医者双手握住膝部下方,向前后推拉小腿,如小腿有过度的向前移位,表示前十字韧带损伤或松弛;反之,表示后十字韧带损伤或松弛(图6-6-1)。

2.注意事项

急性期的患者往往关节内有积血,疼痛显著,这时候做任何特殊检查都会特别痛,这会导致有一些检查体征不容易表现出来。这种患者只能做一些简单的关节稳定性检查,等关节消肿后,或是一些有陈旧伤的患者,才可以做此类的特殊检查。

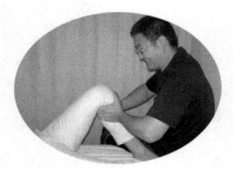

图6-6-1 抽屉试验

(四)膝关节疾病

布雷格加德(Braggard)征:患者半屈膝时,关节间隙有疼痛,旋转小腿时疼痛加重,即为阳性,表示膝关节有病变。

（五）半月板损伤

以下试验是检查半月板损伤常用的特殊检查方法，不同的试验检查可对半月板不同部位的损伤进行定位诊断。

1.半月板弹响试验

本方法主要是利用膝关节面的旋转和研磨动作来检查半月板有无损伤。

（1）半月板弹响试验Ⅰ：嘱患者仰卧，以检验右侧膝关节半月板损伤为例。先使膝关节最大屈曲，医者左手固定膝关节，右手握足，尽力使胫骨长轴外旋，左手在腓侧推挤使膝关节外翻，在此外旋外翻的力量继续的同时，慢慢伸直膝关节。如果患者膝关节内侧有音响和疼痛，则证明内侧半月板有破裂；反之，可证明外侧半月板有无损伤。但实际操作中有可能出现疼痛与音响的位置与其相反的情况。

（2）半月板弹响试验Ⅱ：患者仰卧，医者一手握膝，放在膝关节间隙内侧或外侧进行触诊，另一手握足或小腿下端，将膝关节尽量屈曲，然后使小腿内收外旋，同时伸直膝关节。如有弹响，说明内侧半月板有破裂。

膝关节极度屈曲时发生弹响可考虑后角破裂；屈曲至90°时发生弹响，则为半月板中央破裂；至于前角破裂，原则上应在膝关节伸直位时发生弹响。但有人认为本试验只能测知后角与中央部破裂，对前角不能测定。此试验应注意鉴别髌骨摩擦音或肌腱弹拨所发出的声音。

2.凯洛格-斯皮德（Kellogg-Speed）试验

患者仰卧，医者一手拇指压在患者的膝关节内侧或外侧间隙，另一手握住患肢小腿下部被动伸屈膝关节。如有固定压痛为阳性，可能有半月板损伤（图6-6-2）。

3.梯布瑞尔-费舍（Timbrill-Fisher）试验

（1）试验方法Ⅰ：患者仰卧，患膝屈曲。医者一手拇指压于患膝内侧或外侧关节间隙上，另一手握住小腿下部做内外旋活动。如感到有一条索状物在拇指下移动（有时伴有疼痛和小的响声），则此试验为阳性，可能为撕裂的半月板移动。

（2）试验方法Ⅱ：患者坐于床边，小腿下垂，双膝屈曲。医者一个拇指压于关节间隙前侧，相当于半月板处，另一手反复多次旋转小腿。若有半月板破裂，可能在手指下突然感觉到有物体移动，并引起疼痛。

4.侧方挤压试验

患者仰卧，患膝伸直。医者一手固定膝部，另一手握住小腿远端做内收或外展。如膝关节侧方关节面有固定挤压痛，则表示半月板中三分之一可能有撕裂。

5.膝关节过伸试验

患者仰卧位，医者一手固定膝部，另一手握住小腿下部向上提，将膝关节过度伸展，使半月板前角受到挤压，如有疼痛可能为半月板前角损伤或肥厚的髌下脂肪受挤压所致（图6-6-3）。

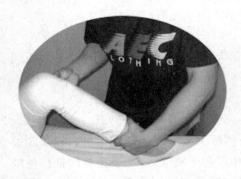

图 6-6-2　凯洛格-斯皮德试验

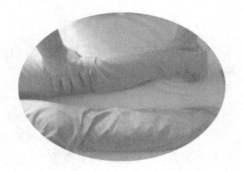

图 6-6-3　膝关节过伸试验

6.研磨试验

患者俯卧,医者站于检查侧,将自己的膝部放于患者大腿后侧腘窝上方,两手握持患肢足部,向上提拉膝关节,并向内侧或外侧旋转,如发生疼痛,表示韧带损伤;反之,双手握持患肢足部向下挤压膝关节,再向外侧或内侧旋转,同时屈到最大限度再伸直膝关节,如发生疼痛,则表示内侧或外侧半月板有破裂,并依疼痛发生时膝关节角度来判断半月板破裂的部位。屈曲最大限度时疼痛,应疑为后角破裂,90°时为中央破裂,伸直时为前角破裂。

7.特纳(Turner)征

患者体位不限,内侧半月板损伤刺激隐神经的皮下支,在关节内侧产生感觉过敏或疼痛减退区,如有此症状则为阳性。

8.卢因(Lewin)试验

患者站立使足跟及足趾紧贴地面,用力屈伸膝关节,健肢运动自如,但有半月板损伤的膝关节不能伸直,膝部常呈屈曲位置,伴随或不伴随疼痛。此检查可患者主动进行也可被动进行。

9.下蹲试验

让患者站立,然后做下蹲动作,使膝关节极度屈曲,同时使患者前后左右摇摆,挤压半月板后角,如有后角撕裂,即可引起膝关节疼痛和不能完全屈膝或关节后部有尖细响声和不适感(图 6-6-4)。

10.克里斯蒂安尼(Chrestiani)试验

医者应嘱患者膝关节屈曲同时内旋股骨及骨盆,然后伸膝,如有内侧半月板损伤,常引起疼痛或压痛。

(六)髌骨软骨病

患者进行以下试验检查时,若出现膝部酸痛,则说明髌骨软骨病试验为阳性。

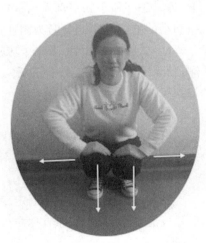

图 6-6-4　下蹲试验

1.推压髌试验

（1）推髌试验：患者仰卧位，患膝平伸，放松。医者手扶握髌骨进行上、下、左、右推动摩擦，若有髌骨软骨病者，则出现摩擦音，随病情加重，其摩擦音逐渐粗糙；当按摩到病损部位时，患者会有突然明显的酸痛。

（2）压髌试验：患者仰卧位，患膝平伸，放松。医者掌心叩压髌骨，并加力将其压向股骨，使其关节面互相挤压；有髌骨软骨病者，压时有明显的酸痛。

2.膝部肌力加强试验

（1）股四头肌抗阻收缩试验：患者仰卧位，患膝平伸，放松。医者用手推顶住髌骨的上缘，令患者股四头肌突然做强力收缩，迫使髌骨克服阻力，从按压之手底下向上滑动，若有该病患者，则多有闪电样强烈的酸痛。

（2）绷劲试验：患者仰卧位，患腿半屈膝。医者一手从其膝下穿过，用肘弯勾托患膝腘部，另一手握小腿远端，两手协调用力，将患腿固定于此半屈曲状态，令患者用力伸膝，使膝绷紧，有酸痛者为阳性。

（3）下蹲起立试验：令患者全蹲后，用单腿缓慢起立。有髌骨软骨病者，多立至半蹲位（130°～150°）时患膝突然酸痛、乏力，起立吃力或失败。

（七）髌下脂肪垫劳损

进行以下特殊检查，若髌腱或髌腱两侧出现疼痛，说明髌下脂肪垫劳损试验阳性。

1.髌腱松弛压痛试验

患者仰卧，患膝伸直放松。医者一手拇指在髌腱处用力按压，则出现疼痛。而后，医者应嘱患者用力收缩股四头肌，使髌腱紧张，医者再用同等力量按压髌腱，若压痛减轻或消失，则为阳性。

2.膝过伸试验

患者仰卧位，患膝伸直放松。医者一手掌压髌骨，另一手托握足跟向上扳，将膝关节过伸，若髌腱两侧疼痛，则此试验为阳性。

3.伸膝挤压试验

患者仰卧位，伤膝伸直放松。医者双手拇指压住髌腱两侧膝眼处，余指托握小腿后侧，嘱患者先将膝关节屈曲、再用力伸直，若膝前部疼痛，则此试验为阳性。

二、踝与足部

（一）踝部检查

1.踝关节损伤

（1）足内外翻试验：将患者足内翻、外翻时，如发生疼痛，说明踝关节外侧或内侧韧带损伤。

（2）跟骨捶击试验：医者握拳捶击跟骨，如有疼痛发生，说明踝关节损伤。

2.跟腱断裂

（1）特点：有典型的外伤史，伤时小腿部有似遭电击或被猛打一棍的感觉，疼痛剧烈，

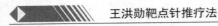

行走困难,跖屈无力,外观肿胀;另外,还需配合以下检查。

(2)检查方法:①提踵试验:患足不能提踵 30°站立,仅能提踵 60°站立者,此试验为阳性,说明跟腱断裂。因为 30°提踵是跟腱起作用,而 60°提踵站立是胫骨后肌、腓骨肌的协同作用。②捏小腿三头肌试验:患者俯卧,足垂床沿下。医者捏被检查者小腿三头肌肌腹,正常时可产生足跖屈,如跟腱断裂则无跖屈动作。

(二)足部检查

1.赫尔本(Helbing)征

正常站立时,跟腱长轴应与下肢长轴相平行。若不平行,则为赫尔本征阳性,表明有足内翻或足外翻畸形。足外翻时,跟腱长轴向外偏斜,偏斜程度和外翻程度成正比;反之,为足内翻。

2.斯特伦斯克(Strunsky)征

患者仰卧,医者一手握住患者患侧小腿,一手握患肢足趾,使之迅速屈曲,正常情况下无疼痛;如果足前弓有炎症或损伤,则将引起剧烈疼痛,为此征阳性。

3.跖骨头挤压试验

患者仰卧位,医者一手握住患足跟部,另一手横行挤压 5 个跖骨头。若出现前足放射样疼痛者为阳性,可能为跖骨骨折、跖间肌损伤、扁平足等。莫顿(Morton)病患者,在医者横向挤压跖骨头时,除了有放射性痛外,常常伴有足趾麻木。

4.椎间盘突出症

(1)趾背伸试验:患者仰卧,两下肢伸直,医者用两手指下按其两踇趾甲,并嘱患者踇趾用力背伸相对抗,测试两侧肌力大小,并进行对比。如患侧踇趾趾背伸力下降,即为阳性,说明 L4～5 椎间神经根受压。

(2)趾跖屈试验:患者仰卧,两下肢伸直,医者用双手指顶住两侧踇趾掌侧,嘱患者做踇趾跖屈运动相对抗,测肌力大小,并进行两侧的比较。若患侧跖屈力下降,即为阳性,说明 L5～S1 椎间神经根受压。

☞「按语」

由上可见,本章节介绍的特殊检查方法,往往都是依据相应部位的解剖生理特点,或在某一姿势状态下(或在力的作用下)所呈现出的一些不同于正常人体的特点,或患者罹病以后所出现的特殊症状、体征,来协助诊断疾病。

这些特殊检查的方法往往都是临床工作者在认真观察、仔细总结、反复检验后得出的经验总结。只要医者平时在临床实践中善于观察、分析、总结,发现其规律,就会很容易掌握这些知识点,而不必死记硬背,甚至能发现一些新的特殊检查方法。

总之,检查是治疗的前提。检查就是需要医者尽量掌握患者的各种信息(如通过望、闻、问、切等各种检查方法获取的信息),并将相关联的信息加以整合,依据自己掌握的医学知识及临床经验,给予正确的诊断。

参考文献

[1]朱琏.新针灸学[M].3版.南宁:广西人民出版社,1980.

[2]郭效东.骨伤科临床检查方法[M].北京:人民卫生出版社,1990.

[3]宣蛰人.宣蛰人软组织外科学[M].上海:文汇出版社,2003.

[4]柏树令,应大君.系统解剖学[M].8版.北京:人民卫生出版社,2013.

[5]夏松强.运动推拿疗法[M].北京:化学工业出版社,2017.

[6]承淡安.从针灸立场说到本社创办经过及以后之方针[J].针灸杂志,1935,3(1):157-164.

[7]杜怀斌,梁繁荣.试论压痛点的分布规律及在临床中的运用[J].现代医药卫生,2010,26(24):3754-3755.

[8]陈德成,杨观虎,王富春,等.试论阿是穴、压痛点和激痛点的关系[J].中国针灸,2017,37(02):212-214.

[9]高巧玲,刘超,赵浩智,等.针刺治疗内脏牵涉痛临床研究进展[J].长春中医药大学学报,2017,33(05):855-857.

[10]韦以宗,林远方,韦春德.中医整脊技术古籍文献考[J].中华中医药杂志,2021,36(04):1832-1835.

[11]郭少卿,徐基民,马彦韬,等.基于肌筋膜触发点的研究探讨针灸穴位和经络本质[J].中国针灸,2021,41(06):633-640.

[12]黄媛华,李聪聪,李安安,等.许学猛基于肌骨同治采用内外调和法治疗岭南膝骨关节炎的思路[J].广州中医药大学学报,2022,39(01):202-206.